分經本草

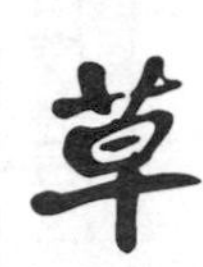

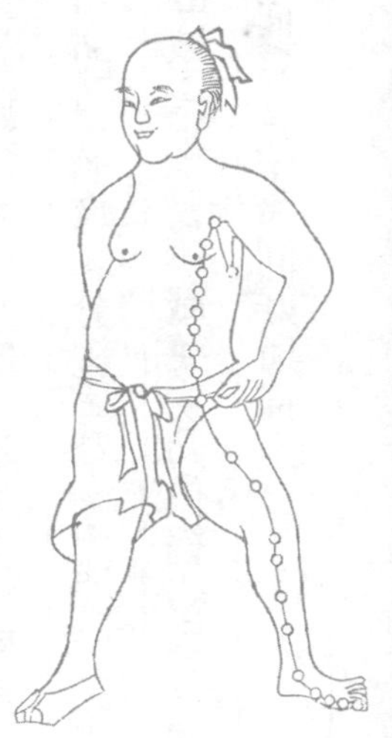

一本將藥物以經絡分類的好書

姚瀾 撰

中醫臨床經典 ①

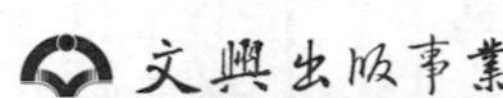
文興出版事業

出版序

本書是以藥物歸經爲主題的一本專著，爲諸多中醫藥文獻中所少見者，其內容文字簡潔，除了詳盡記載藥物分經外，尚兼顧了藥性、主治、畏惡及別名等，實爲研究中醫藥物學所不可或缺的一部好書。此書作者爲姚瀾，字涴雲，又名廣文先生、維摩和尚，是清朝山陰（今浙江紹興）人，先生基於歷來研習本草者，只識藥物之性味、主治，而多忽略藥物之歸經，所以出現「有誅伐無過之譏，而難於收鍼芥相投之效」之弊，故著作本書，以使醫者「不致亂投雜進」，而「有裨於醫術」。

原書刊於西元一八四〇年，書名原爲《本草分經》，此次本公司將其重刊，特更改書名爲《分經本草》，所謂「本草」即中國古代藥書之統稱，而「分經」是指全書所載藥物乃依經絡學分類之意，希望藉此能更凸顯此書的用途，而更爲中醫同好所倚重。

發行人 洪心容 甲申年

序

攷漢書藝文志分醫經與經方而二之而隋書經籍志則統以醫方乃讀其論則均有味乎諺所謂有疾弗治適得中醫云云葢誠見夫醫或失宜熱以益熱寒以增寒轉傷於內與其授權於庸醫固不若聽命於造物以不治治然瞑眩瘳疾載在書醫師率屬十全爲上亦著於周官安得廢醫夫亦曰審之而已神農本草漢志未登肇見之隋書嗣而唐書新舊而宋史悉錄之即

國朝四庫全書採醫家言至九十七種言本草者亦十餘種在神農初藥分三品共三百六十種迨雷公桐君增其族類廣其主治而書益著而醫經資之達其用而經方之名因以立所以由漢而隋史氏遂統以醫方稱也且夫醫書之存於今者亦僅矣夫鍼經素問古所謂黃帝內經也次若難經靈樞與夫甲乙經所採錄明

堂孔穴十二經脈五臟諸圖乃與鍼灸家所共援以察榮衛部位
臟腑脈法經絡腧穴是史論醫經所謂原人血脈陰陽表裏以起
百病之本死生之分慎度所施而後之人有因以暢其說者如金
匱要略傷寒論及病源候及三因五運六氣等論皆醫經之遺也
餘則各本草乃史論經方所謂本草木之寒溫辨五苦六辛致水
火之齊因氣感之宜以通蔽解結而後之人有因以善製造者如
千金百一和劑局方及全生衛生奇疾等方皆經方之類也即至
意見有偏門戶各立有若河間易州金華或主瀉火主滋陰莫不
各先研經圖後依於本草而講修治然則經圖及本草其醫之始
事歟今諸醫經既難率購而
四庫所錄諸本草坊間亦少刊布即所市有本草備要從新各編
又絕不及經圖徒掇拾破碎未易會通而酌其宜山陰友人姚建

霞茂才來省其兄清如於靖安署示予以本草分經一編編中略採錄諸經脈圖具列諸藥總目再析列通行分行不循經絡各類中各以補和攻散寒熱自爲其類不務詳覈而尙簡當甚便檢閱熟審之依論爲方當不至盆熱增寒而疾可瘳十全可幾惜板燬於兵無從復購因爲正其次序復付手民公諸世增名爲本草分經審治審之者誰閱此者事也編著者誰實建霞同堂曾王父諱瀾號涴雲廣文先生也而名以和尚則以晚年寡髮故又冠以維摩維摩詰蓋深入法門明了衆生能斷衆生病者想諸經圖其究之精矣乃若本草實醫之始事也是編之著不過如藥王藥上王子嘗世䑛草木金石悉知苦酢醎淡甘辛等味并諸和合是冷是熱有毒無毒如楞嚴經所云爾維摩學佛服行無量功德當不僅以是編狎視之維摩有知其將亦點首乎黃梅梅雨田

目次

原敘

本草之作。肇自神農。厥後代有傳書。至綱目而大備。然卷帙浩繁。艱於記誦。於是膚淺者。流率以藥性賦爲宗旨。挂一漏百。貽害無窮。迨備要從新諸書行於世。而後本草之功用復著。顧其體例。則仍以草木蟲魚。分門而比類。讀者但識其性味主治。而於所入之經絡。每多忽之。此所以有誅伐無過之譏。而難於收針芥相投之效也。吾友山陰姚君。名瀾字淹雲。申韓高手也。由明經需次廣文。余筮仕之江。郎延之賓館。論交垂三十年。間遇微病君爲治之。則信手拈來。藥止數味。而效如桴鼓。詢以岐黃。曰。吾非知醫。但知某藥入某經耳。庚子之春。余攝篆越郡。得姚君所輯本草分經抄本。公餘之暇。披覽一過。蓋以經絡爲綱。以藥品爲目。俾閱者豁然於某味爲某經之藥。不致亂投雜進。其有裨於醫術不淺哉。爰急爲付梓。以廣其傳。姚君素善病。中年鬢髮盡脫。因自號維摩和尚。今已逾花甲。而精力不衰。殆即按經服藥之明效歟。

原例　次序略經更定

一編內先列內景經絡諸圖。以資考鏡。且使病人自覺何處爲患。卽可知爲何經之病。宜用何經之藥也。

一十二經次序。始於手太陰肺。次手陽明大腸。次足陽明胃。次足太陰脾。次手少陰心。次手太陽小腸。次足太陽膀胱。次足少陰腎。次手厥陰心包。次手少陽三焦。次足少陽胆。終於足厥陰肝。是編不依次開列者。亦因便於翻閱故也。

一是編以經絡爲綱。藥品爲目。勢不能於一經之內彙草木蟲魚之全。故總目全載藥品。又於每味下註明某經字樣。俾閱者按經而稽。易如指掌。

一凡一藥而兼入數經者。均於總目每味之下註明。至其性味功用。則止於第一經之一味內詳載。其餘各經下。但註見某經字樣。以省卷帙。

一藥有不循經絡者。另列雜品一門。凡總目下不註某經。或通行者。皆雜品也。

一凡一經彙一經之藥。從其同也。而其功用則各不同。故又分列補和攻散寒熱六者。使之亦從其同。庶令閱者依類取用。較爲便捷。

一藥品多有一物數名者。若分載各味之下。則散而難稽。茲將同名諸品。彙列一卷。以便查攷。

一藥性有畏惡反忌。讀本草者。不可不知。然古方多有兼用者。若泥於其性而不知變通。轉多窒滯。是當廣閱古方。以求其義。不必存膠柱之見也。故編內不備載畏惡反忌之文。

一是編所載藥名。及其字體。概從時俗。如薏苡仁作米仁。惡實作牛旁子。又薑作姜。石膏作石羔之類。緣通儒不妨從俗。而在初學。則便於查閱也。

內景經絡圖

周身圖

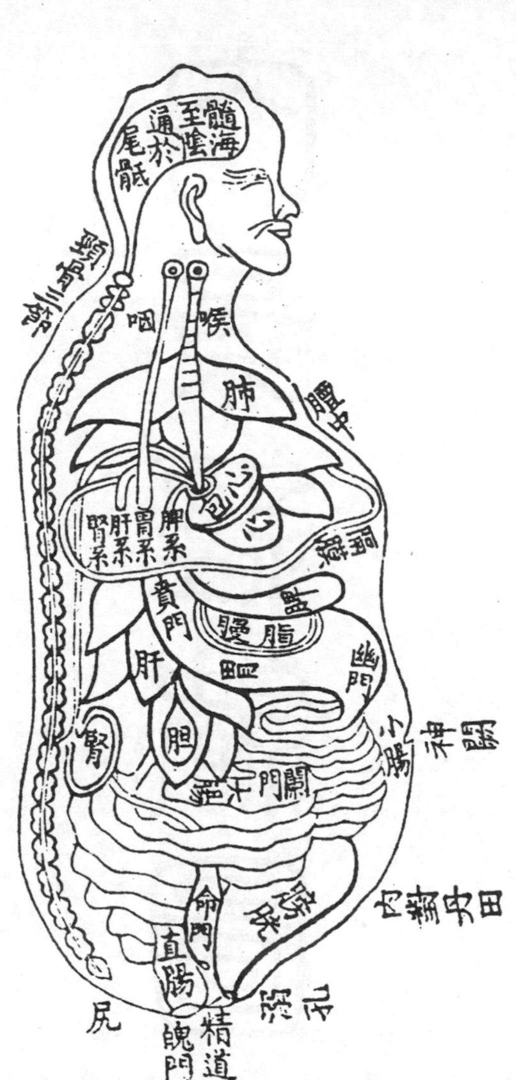

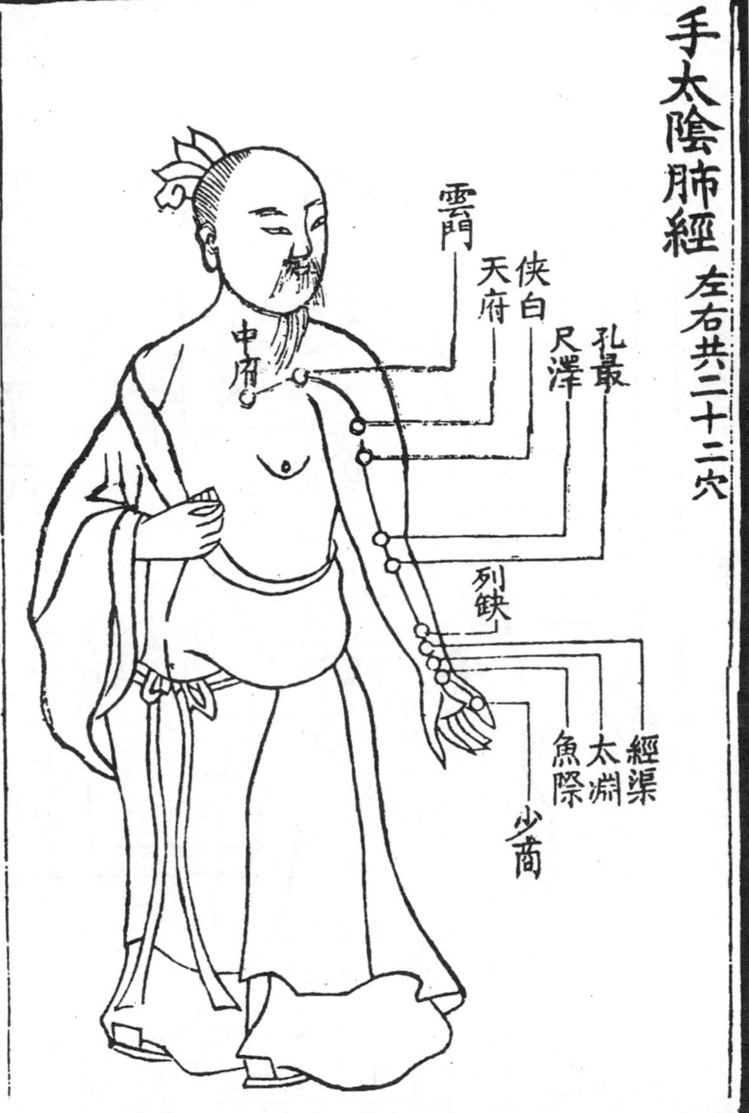
手太陰肺經
左右共二十二穴
雲門
中府
天府
俠白
尺澤
孔最
列鈌
經渠
太淵
魚際
少商

足太陰脾經 左右共四十二穴

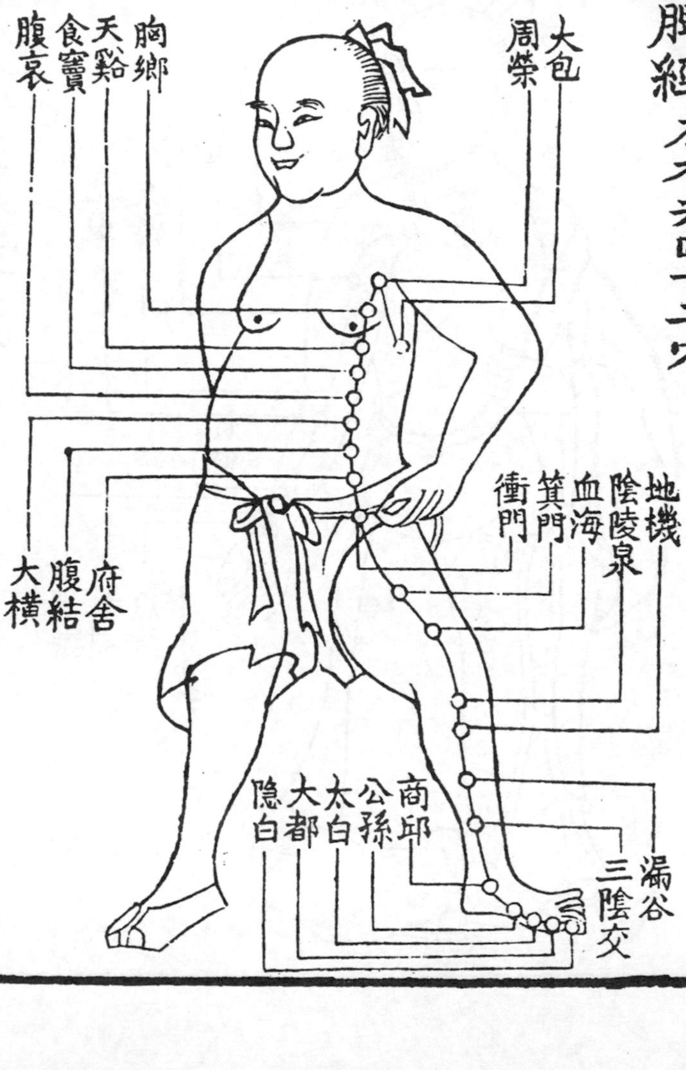

手陽明大腸經

左右共四十穴

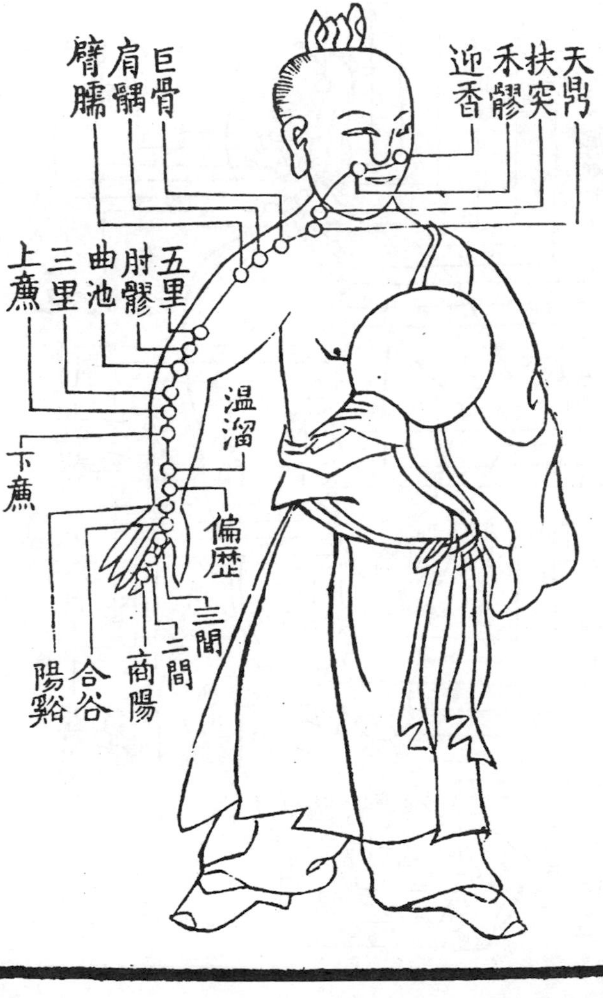

足陽明胃經 左右共九十穴

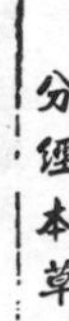

內景經絡圖

頭維
下関
頰車
大迎
地倉
巨髎
四白
承泣
缺盆
氣户
庫房
屋翳
膺窗
乳中
人迎
水突
氣舍
乳根
不容
承滿
梁門
関門
太乙
滑肉門
天樞
外陵
大巨
水道
歸來
氣衝
髀関
伏兔
陰市
梁邱
犢鼻
三里
厲兑
内庭
陥谷
衝陽
解谿
豐隆
下巨虛
條口
上巨虛

手少陽三焦經

左右共四十六穴

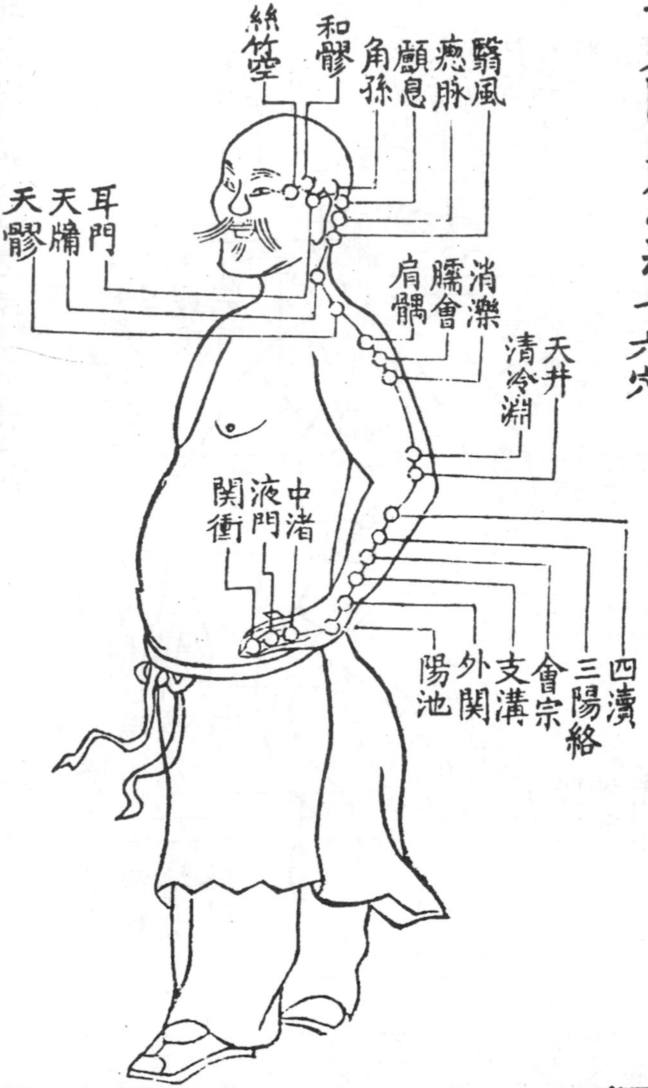

翳風
瘈脈
顱息
角孫
和髎
絲竹空
耳門
天牖
天髎
消濼
臑會
肩髎
天井
清冷淵
中渚
液門
關衝
四瀆
三陽絡
會宗
支溝
外關
陽池

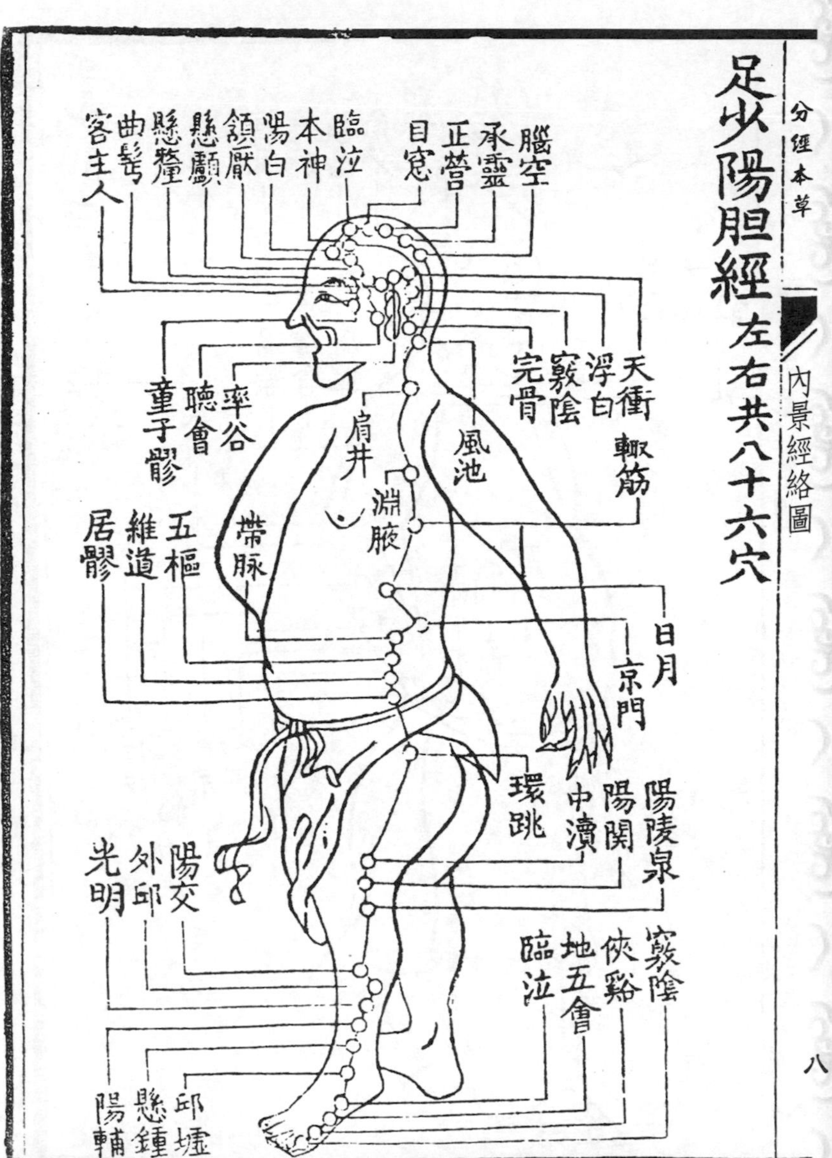
足少陽胆經
左右共八十六穴
腦空
承靈
正營
目窗
臨泣
本神
陽白
頷厭
懸顱
懸釐
曲鬢
客主人
天衝
浮白
竅陰
完骨
率谷
聽會
童子髎
肩井
風池
輒筋
淵腋
帶脉
五樞
維道
居髎
日月
京門
陽陵泉
陽關
中瀆
環跳
陽交
外邱
光明
竅陰
俠谿
地五會
臨泣
邱墟
懸鐘
陽輔

手厥陰心包經 左右共十八穴

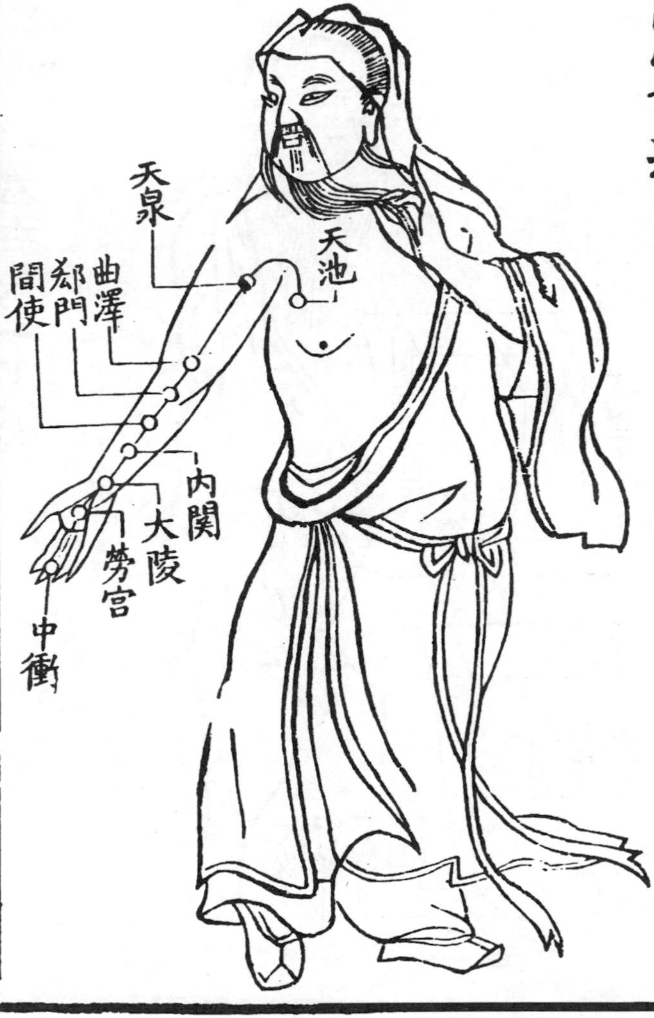

天泉
天池
曲澤
郄門
間使
內關
大陵
勞宮
中衝

足厥陰肝經 左右共二十八穴

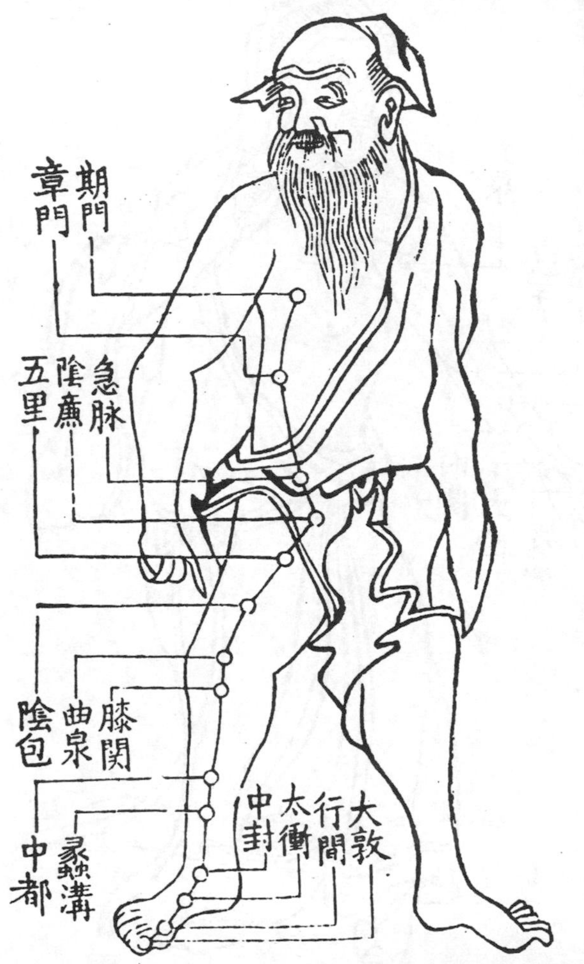

手太陽小腸經 左右共三十八穴

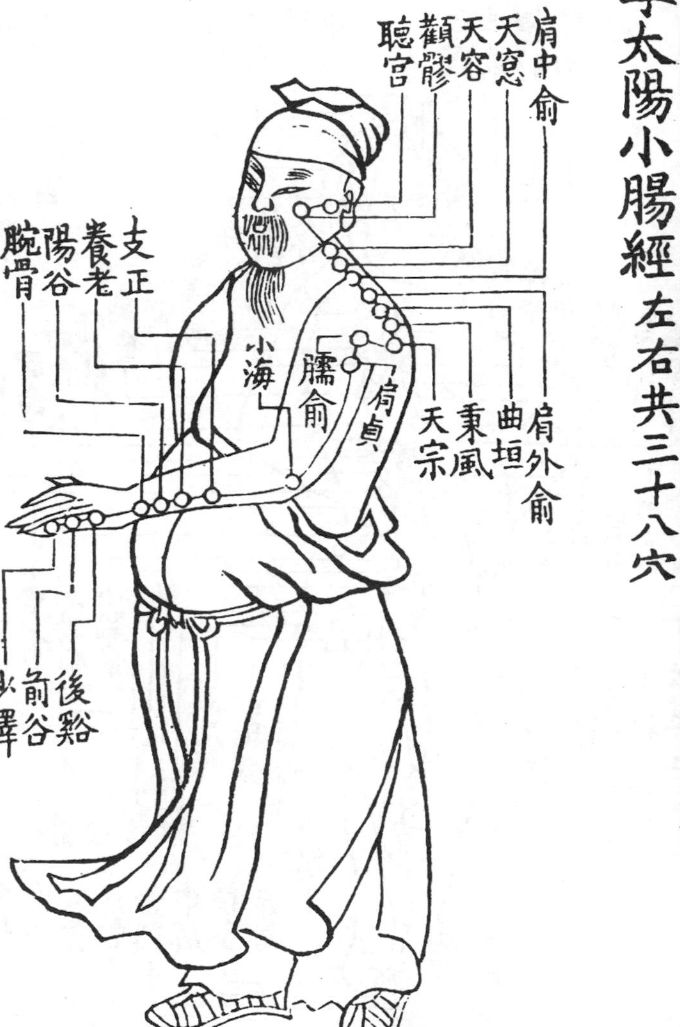

肩中俞
天窗
天容
顴髎
聽宮
肩外俞
曲垣
秉風
天宗
肩貞
臑俞
小海
支正
養老
陽谷
腕骨
後谿
前谷
少澤

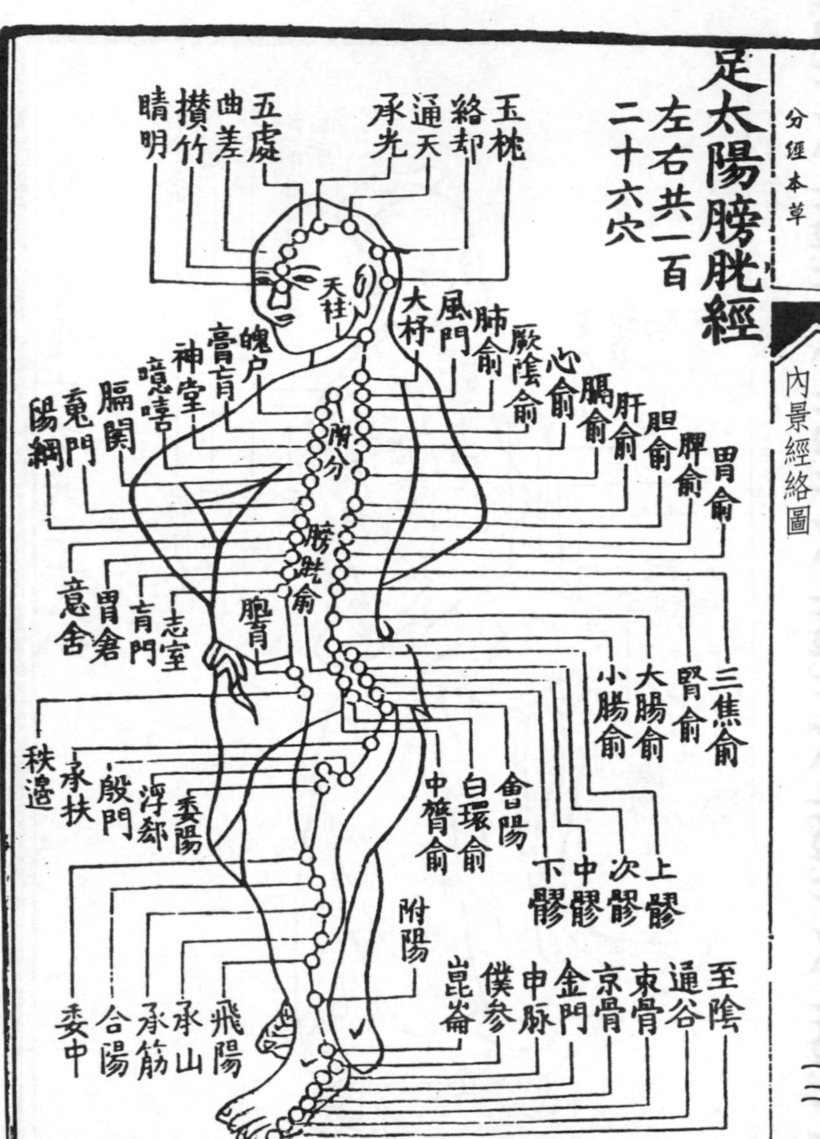
足太陽膀胱經
左右共一百二十六穴
玉枕
絡却
通天
承光
五處
曲差
攢竹
睛明
天柱
大杼
風門
肺俞
厥陰俞
心俞
膈俞
肝俞
胆俞
脾俞
胃俞
魄户
膏肓
神堂
譩譆
膈關
魂門
陽綱
附分
膀胱俞
意舍
胃倉
肓門
志室
胞肓
三焦俞
腎俞
大腸俞
小腸俞
秩邊
承扶
殷門
浮郄
委陽
會陽
白環俞
中膂俞
上髎
次髎
中髎
下髎
附陽
至陰
通谷
束骨
京骨
金門
申脉
僕參
崑崙
飛陽
承山
承筋
合陽
委中

手少陰心經 左右共十八穴

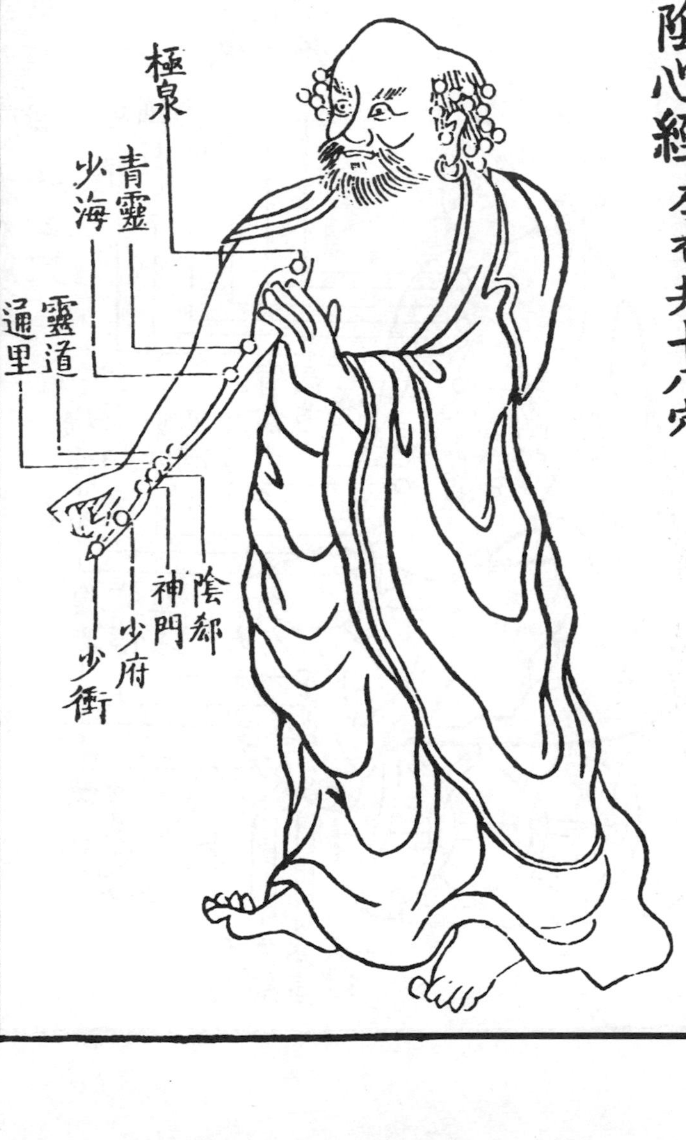

極泉
青靈
少海
靈道
通里
陰郄
神門
少府
少衝

足少陰腎經左右共五十四穴

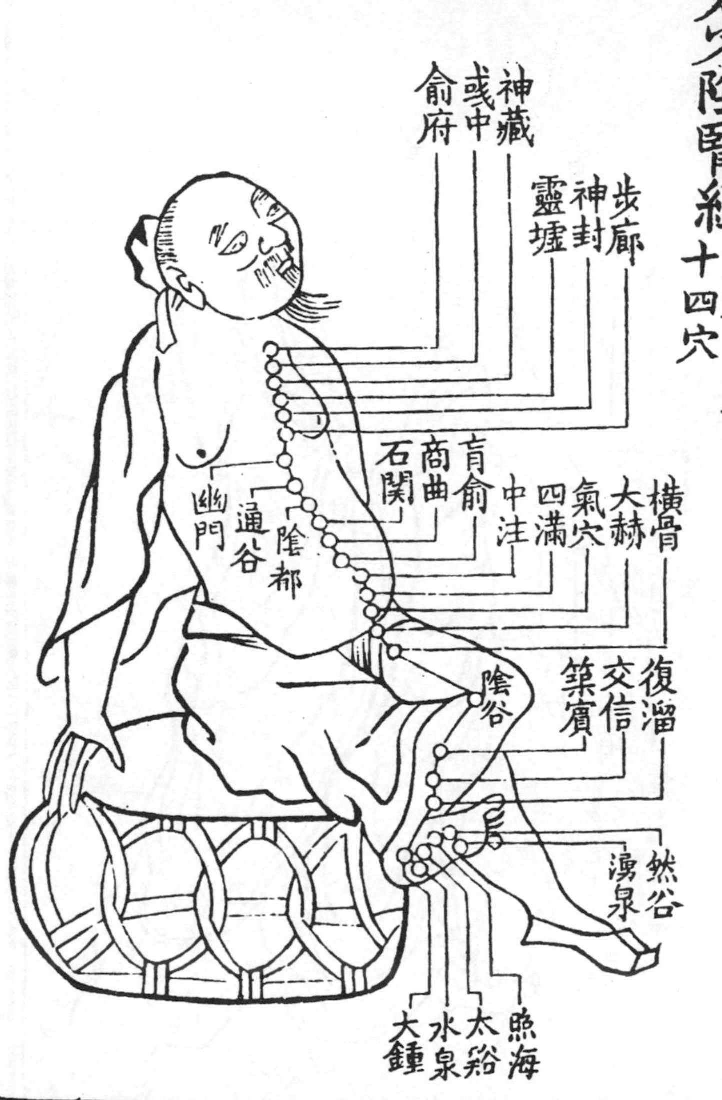

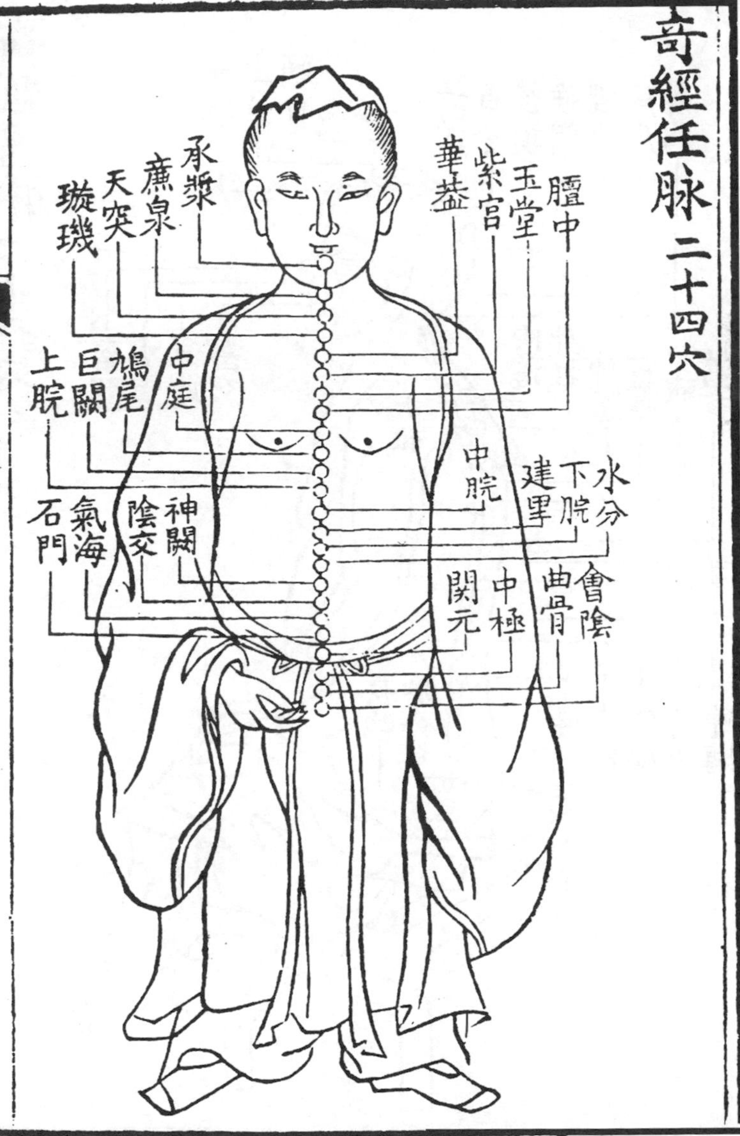
奇經任脉二十四穴
承漿
廉泉
天突
璇璣
華蓋
紫宮
玉堂
膻中
中庭
鳩尾
巨闕
上脘
中脘
建里
下脘
水分
神闕
陰交
氣海
石門
關元
中極
曲骨
會陰

奇經督脈二十八穴

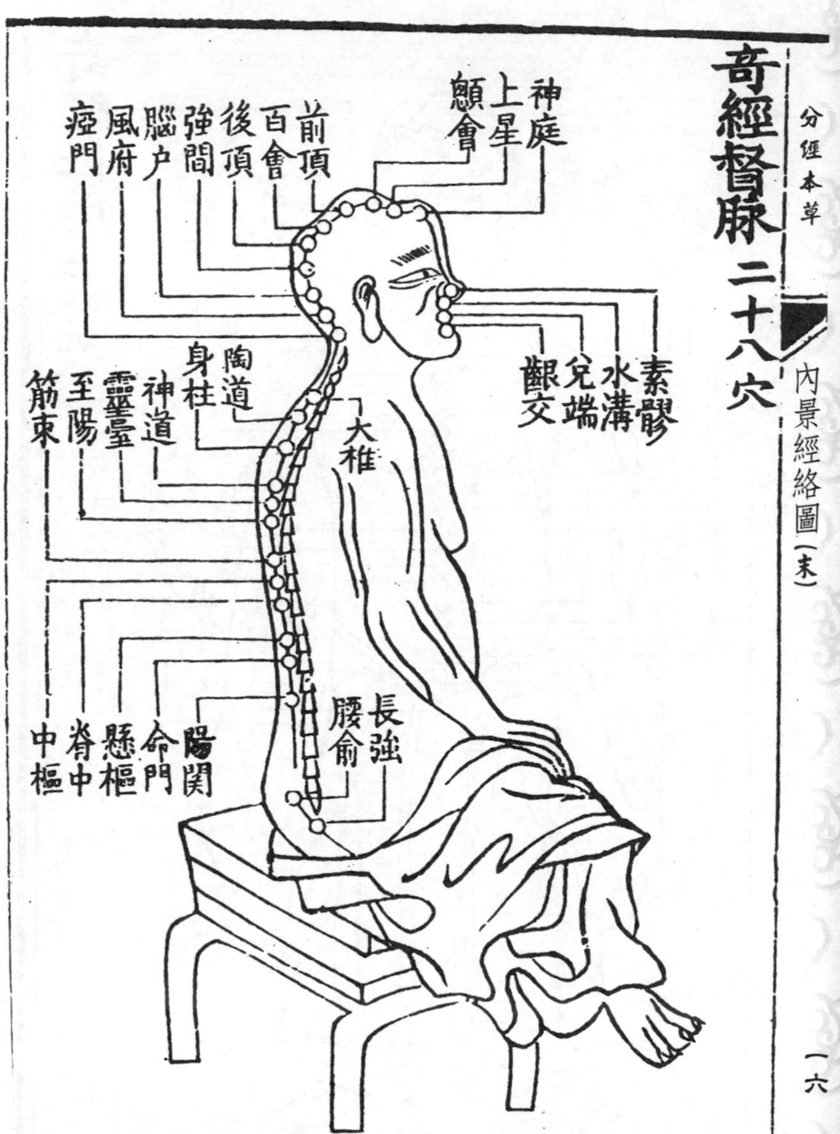
神庭
上星
顖會
前頂
百會
後頂
強間
腦户
風府
瘂門
素髎
水溝
兌端
齦交
陶道
身柱
神道
靈臺
至陽
筋束
大椎
長強
腰俞
陽関
命門
懸樞
脊中
中樞

總類便覽

草類一

人參 通行補 肺 ○鬚 蘆 修條

珠參 肺補

洋參 肺補

黃精 通行補 肺脾胃心

黃芪 肺補 脾胃三焦

種白术 天生术注

條參 人參注

黨參 脾補 胃

土參 肺補

甘草 通行和 肺脾 胃心○頭 梢

玉竹 肺補 心

蒼术 脾和 胃

高麗參 通行補 肺

東洋參 通行補

北沙參 肺補 ○南沙參

炙甘草 甘草注 三焦補

天生术 脾補 胃

金毛狗脊 肝補 腎

桔梗　肺散　胃心
天麻　肝散
前胡　肝散　肺脾胆膀胱
秦艽　肝散　胃胆大腸
羌活　膀胱散　肝腎奇經
細辛　腎散　心
遠志　心和　腎
白芨　肺補

升麻　脾散　肺胃大腸奇經
柴胡　胆散　肝奇經
薺苨　肺寒
防風　膀胱散　肺脾胃三焦肝　通行
獨活　腎散
三七　胃和　肝
瑣陽　命門補
地榆　三焦寒　○梢

綠升麻　升麻注
銀柴胡　柴胡注
淫羊藿　命門補　肝
龍胆草　肝寒　胆三焦膀胱腎
巴戟天　腎補
肉蓯蓉　腎補　命門
白茅根　脾寒　胃心　○針花
白頭翁　大腸寒　胃

丹參 心補 心包
苦參 腎寒 胆肝
黃連 心寒 脾三焦肝
象貝 川貝母注
黃芩 心寒 肺脾大腸三焦胆
白前 肺寒
鶴虱 通行攻
角蒿 寒

元參 腎寒
紫草 肝寒 心包
胡連 心寒 脾三焦肝
土貝母 川貝母注
知母 腎寒 肺胃三焦膀胱
白微 奇經寒 胃
敗蒲 攻
蕘花 攻

路路通 和
白鮮皮 脾寒 胃小腸膀胱
川貝母 肺寒 心
冬蟲夏草 肺補 腎
蛇牀子 三焦補 命門
落得打 和
開金鎖 散
嬭酣草 和

澤蘭 脾和 肝奇經
川芎 胆和 心包肝奇經
白芍 肝補 肺脾奇經
丹皮 肝寒 心包心腎
莪术 肝攻
香附 通行和 三焦奇經
砂仁 脾和 肺胃 大腸小腸腎
草果 脾攻

馬蘭 澤蘭注 胃
當歸 肝補 心脾 奇經○鬚
赤芍 白芍注
姜黄 脾攻 肝
三稜 肝攻
鬱金 肺和 心包肝心
藿香 脾和 肺三焦
肉果 脾熱 胃大腸

省頭草 澤蘭注
枸杞子 肝補 腎
沙苑蒺藜 腎補
紫花地丁 寒
王不留行 奇經攻 胃
廣木香 三焦和 肺脾肝奇經
白豆蔻 肺和 脾胃三焦
草豆蔻 脾和 胃

白芷 肺散 大腸胃
藁本 膀胱散 奇經
香茹 肺散
蘓葉 肺散
雞蘓 肺散
甘松 脾和
連翹 心和 通行胆 大腸心包三焦
麦冬 胃寒 肺心

蓽撥 胃熱 大腸
荆芥 肝散 ○穗
薄荷 肺散 肝
蘓子 蘓葉注
青蒿 肝和 胆
三柰 和
良姜 胃熱
漏盧 胃寒 肺大腸小腸

延胡索 肝和 肺脾心包
破故紙 命門熱 心包
益智仁 脾補 胃心命門
蘓梗 蘓葉注
玫瑰花 肝和 ○露
甘菊花 肺心腎 肝和
紅豆蔻 良姜注 肺脾
白米飯草 肺和 胃

紅花 肝攻
瞿麦 小腸寒 膀胱心
燈心 心寒 肺小腸
葶藶 肺攻 膀胱
青黛 通行寒 三焦肝
熟地 腎補 脾肝
麻黃 肺散心大腸 膀胱○根節
續斷 肝補 腎

胭脂 紅花注 ○絳緯
萹蓄 腎寒
茵陳 膀胱寒 脾胃
大青 胃寒 心
紫苑 肺和小腸 ○女苑
生地 腎補 心包肝小腸心
牛膝 腎和 肝
蘆根 胃寒三焦 ○笋

款冬花 肺和
佛耳草 肺和
旱蓮草 腎寒
穀精草 散
木賊草 散
鮮生地 腎寒 大腸胃小腸心
青葙子 散
決明子 散

蘄艾 通行熱 脾肝腎

木棉 和

附子 通行熱 命門奇經

天雄 命門熱

半夏 胃和 脾胆

南星 肝攻 肺脾

大戟 通行攻 肝

商陸 通行攻

益母草 心包和 肝

花油 木棉注

側子 附子注

烏頭 脾熱

藜蘆 攻

胆星 南星注

甘遂 通行攻 腎

芫花 通行攻 ○根

茺蔚子 益母草注

馬鞭草 攻

烏附尖 附子注

草烏頭 熱

劉寄奴 攻

牽牛子 肺攻 三焦命門

蓖麻子 攻

牛蒡子 通行寒肺 ○根

玉簪 和

藺茹 攻

天名精 攻 ○杜牛膝

射干 肺寒 脾肝心

管仲 和

續隨子 攻

茵芋 和

蚤休 寒

木鱉子 寒 ○番木鱉

大黃 胃攻 脾大腸心包肝

莽草 和

紫葳花 心包攻 肝

常山 攻

蜀漆 三焦攻

鳳仙子 攻 ○花根葉

百部 肺和

防己 通行攻 三焦膀胱

使君子 攻

茜草 心包攻 肝

銀花 和 ○忍冬藤葉

馬兜鈴 肺寒 大腸 ○根

瓜蔞 三焦寒 肺 ○蔞仁

大薊 寒 ○小薊

威靈仙 通行散

花粉 胃寒 膀胱
天冬 肺寒 腎
通草 肺寒 胃
萆薢 胃和 三焦 肝
葛根 胃散 脾 ○花汁
鈎藤 肝和 心
澤瀉 膀胱寒 腎
蒲黃 心包和 肝

仙茅 命門補
木通 小腸寒 膀胱 脾 大腸 三焦 心包
白蘞 寒 ○赤蘞
菝葜 胃和 肝
猴姜 腎和
卷柏 和
馬勃 肺寒
旋葍 補

何首烏 肝補 腎
五味子 肺補 腎
菟絲子 腎補 脾肝
胡盧巴 命門熱
白蒺藜 肝和 肺
夏枯草 肝和
石菖蒲 心和
旋覆花 肺和 大腸 ○根葉

石斛 胃和

景天 寒

石韋 膀胱寒 肺

水萍 肺散

海藻 寒

昆布 寒

蒼耳子 通行散 ○萬應膏

萬年青 寒 ○子

車前子 膀胱寒 肺肝

地錦 和

瓦韋 石韋注

海苔 寒

海帶 寒

雀梅葉 寒

地膚子 膀胱寒 ○葉

雪裏青 寒

車前草 車前子注 小腸

山豆根 心寒 肺大腸

冬葵子 寒 ○根葉花

土茯苓 大腸和 胃

豨薟草 和

海金沙 小腸寒 膀胱

白附子 胃熱

淡竹葉 寒

天仙藤 和　土連翹 和　山慈姑 寒

覆盆子 肝補腎 ○葉　雞冠花 寒 ○子苗　薔薇根 大腸寒胃 ○營實

月月紅 和　金星草 寒　元寶草 寒

烟 和 ○烟筒中水

木類二

松花 肺和心　松子 肺和胃　柏子仁 心和脾肝腎

松香 和 ○松毛松節　棗仁 胆補肝脾心　側柏葉 寒 ○柏皮

肉桂 肝熱命門　桂心 脾熱心　郁李仁 胆和

桂枝 肺散膀胱 ○花葉

桑皮 肺寒

桑根 和

枳殼 通行攻

杜仲 肝補 腎

萸肉 腎補 肝

烏藥 肺和 脾膀胱腎

乳香 通行和 心

桑葉 胆寒

桑枝 和

桑葚 腎補

枳實 通行攻

梔子 心寒 肺胃三焦

黃柏 膀胱寒 腎

沉香 命門和 肝

沒藥 通行和

金櫻子 腎和

合歡皮 通行和 心

女貞子 肝寒 腎

大楓子 攻

五加皮 肝和 腎

蔓荊子 散

白檀香 肺和 脾胃

紫檀香 和

冰片 通行散 肺脾心

樟腦 和

降香 和

厚朴 胃和 脾

訶子 肺和 大腸

杉木 攻

辛夷 肺散 胃

皂角 肺攻 大腸肝

血竭 心和 肝

丁香 胃熱 肺腎

阿魏 脾和 胃

槐實 大腸寒胆肝 ○槐花

巴豆 通行攻

柞木 攻

蘆薈 肝寒 心

角刺 通行攻

楓香脂 和

安息香 心和

蘇合油 和

地骨皮 肺寒 肝腎

山茶花 寒

没石子 腎熱

密蒙花 肝寒

胡桐淚 寒

肥皂 攻

乾漆 攻

椶櫚 寒

楮實 和 ○皮葉

木槿 寒

南燭 補 ○子

水楊 和

茯神 心和 ○黃松節

蘗木 通行攻

秦皮 肝寒

蕪荑 通行和

甤仁 肝寒

紫參 寒

川楝子 肝寒 膀胱 心包小腸

雷丸 胃 大腸攻

茯苓 脾和 肺心膀胱 ○茯苓皮

海桐皮 通行和

石楠葉 腎和

天精草 三焦寒

木芙蓉 肺寒

老鼠刺 肝寒 腎

川楝根 川楝子注 大腸

西河柳 和

赤茯苓 茯苓注 心小腸

猪苓 膀胱和 腎

竹葉 心寒 脾三焦

竹瀝 通行和

笋 胃寒

烏桕皮 寒

木蝴蝶 肝和

琥珀 肝和 肺膀胱心

竹茹 胃寒 肺三焦肝

荊瀝 通行和

椿皮 寒

臭橘葉 和

八角金盤 攻

天竹黄 心寒 肝

梓白皮 寒

榆白皮 大腸和 小腸膀胱

樗根皮 寒

甘李根皮 寒

菓類 三

大棗 通行補 肺脾心 ○南棗生棗

紅棗 大棗注

龍眼肉 脾補 心

烏梅 肺和 脾 ○白梅

山查 脾和 ○核

桃仁 肝攻 大腸奇經 ○桃子花葉

廣皮 肺和 通行脾 ○陳皮橘肉

橘核 腎和

木瓜 肝和 肺脾胃

榛子 補

白菓 肺和

胡桃 肺補 三焦命門 ○殼外皮

杏仁 肺和 大腸三焦 ○甜杏仁杏子

桃梟 桃仁注

橘紅 廣皮注

橘葉 肝和

香圓 和

榧子 肺和

芡實 脾補 腎

荔枝核 和 ○殼荔枝

叭噠杏仁 杏仁注

石榴皮 和 ○花石榴

化州陳皮 廣皮注

青皮 肝攻 肺脾胆三焦

佛手柑 肺和 脾

落花生 肺補 脾

枳椇子 通行和

栗 腎補 大腸

荷葉 脾和 胃

藕 三焦和 ○藕節

甘蔗 胃寒 脾

梨 肺寒 大腸小腸心

葧臍 寒

菱 寒

橄欖 肺和 ○核仁

枇杷 三焦和

蓮子 心補 腎 ○蓮心

花紅 和

楊梅 和

西瓜 寒

柿 肺寒 胃大腸 ○柿霜

檳榔 通行攻

慈姑 和

枇杷葉 肺寒 胃 ○露

蓮鬚 腎和 心

石蓮子 心寒 胃

萱草 和 ○根

甜瓜蒂 胃攻 ○甜瓜

柿蒂 柿注

大腹皮 脾攻 肺 ○子

吳茱萸 肝熱 脾大腸奇經

川椒 肺熱 脾命門 ○椒目

胡椒 熱

畢澄茄 熱

花椒 通行熱

茶 寒

孩兒茶 寒

白糖 脾補 肺肝 ○氷糖

沙糖 白糖注

菜類四

山藥 脾補 肺 ○餘零子

甘藷 脾補 胃腎

百合 肺和 心

生姜 胃散 肺 ○汁皮

煨姜 脾和 胃

干姜 通行熱 脾

炮姜 通行熱 胃肝心

韭菜 腎補 胃脾 ○汁

韭子 腎補 肝命門

葱白 通行散

薤白 大腸和 三焦

大蒜 通行熱

菠菜 通行和
薺菜 通行和 ○根葉 肝
菾菜 通行寒
油菜 和 ○子油
水芹 寒
萵苣 通行寒 ○子
茭白 通行寒 ○菰根
絲瓜 通行寒

莧菜 寒 ○子
薺菜子 和 ○花
白菜 和
紫菜 和
旱芹 寒
白苣 通行寒
南瓜 補
冬瓜 脾寒

馬齒莧 寒 ○子
蓬蒿菜 和
黃芽菜 白菜注
黃花菜 和
龍鬚菜 和
石花菜 三焦寒
白芥子 肺散通行 ○芥菜子
冬瓜子 冬瓜注 肝補

黃瓜 寒
菜瓜 寒
葫蘆 和
香芋 和
茄子 和 ○根
蘑菇 和
松蕈 香蕈注
木耳 通行寒

王瓜 寒
蘿蔔 和 ○菜
胡荽 和 ○菜
芋艿 和
敗醬 心包寒 腎
香蕈 和
土菌 香蕈注
地耳 木耳注

蔓菁子 寒 ○根葉
萊菔子 攻
胡蘿蔔 和
蒲公英 胃寒 腎
小茴香 胃和 腎 ○八角茴香
大茴香 命門熱 胃
魚鯹草 寒
石耳 木耳注

蕨 寒

海粉 寒

炊單布 和

穀類五

米仁 胃補 肺脾

麻仁 脾和 胃

胡麻 肝補 腎

芝麻 胡麻注

麻油 胡麻注

亞麻 胡麻注

小麥 心和 ○浮麦麩皮麪筋

麪 通行補

小粉 通行寒

大麦 通行寒 ○麪

麦芽 脾攻 胃

飴糖 脾補 肺

蕎麦 和

野麦 和

穬麦 和

糯米 脾補 肺

秈米 脾補 胃

粳米 肺補 ○米泔

陳米 胃和

黍 補

小米 補

秫 補

菰米 補

穇子 補

扁豆 胃補 脾三焦 ○葉

白豆 通行和 ○葉

米露 胃和

稷 補

粱 補

稗 補

高粱 補

粥 補

綠豆 通行寒 ○粉

豆腐 白豆注

穀芽 胃和 脾

茵草米 補

蒒草子 補

東廧子 補

玉蜀黍 補

蓬草子 補

淡豆豉 肺散

赤小豆 心和 小腸 ○相思子

豇豆 腎補
黑豆 腎補
馬料豆 黑豆注 ○皮

蚕豆 補
黃豆 心和 ○油
大豆黃卷 胃寒

刀豆 腎補
豌豆 和
黎豆 和

蒸餅 胃和 脾三焦
米醋 和
罌粟殼 肺和 大腸腎 ○御米

鴉片 罌粟殼注
建麯 胃和 脾
麪神麯 胃和

紅麯 脾攻 胃
醬 寒
酒 通行和 ○燒酒

金石類 六

金 心和 肝
銀 心和 肝
自然銅 和

銅綠 肝和
鐵 肝和 ○鉄屑鉄精鉄華
針砂 鉄注
鉄繡 鉄注
鉛 腎和
古文錢 和
鉛粉 黄丹注
黄丹 心寒
雲母 肺和
石羔 胃寒肺三焦
滑石 膀胱寒肺三焦
紫石英 奇經和 肝
磁石 腎補肺
浮石 肺寒三焦
白石英 肺和
砒石 攻 ○砒霜
礜石 攻
爐甘石 胃和
礞石 肝攻
消石 攻
陽起石 命門補
石燕 和
石蟹 和
凝水石 寒

硃砂 心肝寒
雄黃 肝攻 ○雌黃薰黃
花蕊石 肝攻

水銀 攻
銀硃 攻
元精石 通行寒

芒硝 大腸胃三焦攻
朴硝 大腸胃三焦攻
元明粉 大腸胃攻

輕粉 通行攻 ○粉霜
石灰 攻 ○古礦灰
赤石脂 大腸小腸和

蓬砂 三焦攻
硇砂 攻
禹餘糧 大腸胃和

空青 肝寒
煤炭 和
代赭石 肝心包寒

胆礬 胆和
白礬 和
石硫黃 大腸熱命門 ○土硫黃

絳礬 肝和
緑礬 和
蜜陀僧 和

青鹽 腎和肝
食鹽 腎和肺心
無名異 和

鍾乳 胃熱
靈砂 通行和

水類 七

立春水 和
小滿水 和
芒種水 和

白露水 和
梅雨水 和
端午水 和

神水 和
寒露水 和
冬至水 和

小寒水 和
大寒水 和
臘日水 和

液雨水 和
露水 肺和
霜 和

臘雪水 和　冰 和　半天河 和

潦水 和　東流水 和　逆流水 和

井水 和　醴泉 和　玉井水 和

泉水 和　温泉 和　阿井水 和

乳穴水 和　海水 和　地漿 和

甘爛水 脾胃和　百沸湯 通行和　生熟湯 和

虀水 和

火土類八

桑柴火 和　櫟炭火 和　烰炭火 和

蘆火 和　竹火 和　燈火 和

燈花 和　黃土 和　伏龍肝 和

東壁土 和 ○南壁土西壁土　百草霜 和　釜臍墨 和

梁上塵 和　墨 和　鹼 攻

禽類 九

燕窩 肺補胃 ○燕肉　雞 肝補 ○雄雞冠血　烏骨雞 雞注 腎

雞蛋 雞注 ○蛋內皮哺蛋殼　雞肫皮 小腸和 膀胱　雞屎白 雞注

鴨 肺補腎 ○熱血蛋
鵝 和 ○血蛋
野鴨 胃補

斑鳩 補
鴿 和 ○蛋左盤龍
鶡 寒

雀 腎補 ○卵
白丁香 和
禽石燕 腎補

雉雞 補
油鴨 補
鵜鶘油 通行和

鷺鷥 脾補
白鶴血 肺補
夜明砂 肝攻

五靈脂 肝和

獸類十

犀角 胃寒肝心
麝香 通行散
羚羊角 肝寒肺心

牛黃 肝寒 心

犀黃 牛黃注

鹿肉 通行補

鹿茸 命門補

麋茸 鹿茸注

阿膠 肺補 大腸肝

鹿角 腎補 奇經 ○鹿筋鹿䘒

麋角 鹿角注

牛皮膠 補

牛肉 脾補 ○白水牛喉

牛筋 肝補

牛髓 腎補 奇經

羊肉 通行補 ○羊角 生羊血羊胲

羊肝 肝補 ○胆

羊腰子 腎補 ○脛骨

羊肺 肺補

牛乳 大腸補 胃 ○乳酥

羊乳 大腸補 肺胃腎

猪肉 腎補 ○腦腰子 蹄蹄甲尾血

猪肝 肝和

猪胆汁 心寒 肝胆

猪肺 肺補

猪肚 脾補 胃

猪脊髓 奇經補

猪腸 大腸補 ○油
猪膚 腎寒
虎骨 熱 ○肉肚睛不
狗肉 脾補腎
熊胆 心寒肝
獺肝 和 ○肉
兎屎 寒 ○肉

猪脬 小腸補
象皮 和
馬肉 寒 ○白馬溺
狗寶 狗肉注 ○屎中骨粟米
猪獾 和
猫胞 和 ○猫肉
兎肝 肝寒

猪心血 心補
象牙 心寒腎
驢肉 補 ○驢溺
海狗腎 腎補
狗獾 和
刺猬皮 胃和 ○肉脂胆
鼴鼠矢 和 ○鼠胆肉

蟲類 十一

蟬退 散 ○蚱蟬
蝱蟲 通行攻 肝
䗪蟲 攻

水蛭 攻
蟾蜍 胃寒
蟾酥 蟾蜍注

殭蠶 肺和 胃肝 ○蠶蛹
蠶繭 膀胱和
原蠶蛾 腎熱

桑蠶 通行散 ○桑蟲矢
桑寄生 腎和
原蠶砂 和

斑貓 攻
蜈蚣 肝攻
九香蟲 脾和 腎

蜂蜜 通行和
蜂房 攻
田雞 補

黃蠟 蜂蜜注
白蠟 和
桑螵蛸 腎補 肝命門

蠍 肝攻 ○蠍梢
五倍子 肺和
百藥煎 五倍子注 三焦

蝸牛寒　蜒蚰蝸牛注　白頸蚯蚓寒○蚯蚓泥

螻蛄攻　蜣蜋攻　五穀蟲寒

鼠婦攻　蠐螬攻　壁錢和

絳緯紅花注　緋帛和　五色帛緋帛注

繰絲湯心寒

魚類十二

鰱魚補　草魚補　勒魚補

鯔魚補　鰣魚補　青魚補○胆

鯉魚補〇胆骨　鯧魚補　鯽魚補

鯿魚補　烏魚補〇胆　石首魚補

白鯗石首魚注　魚鰾腎補　烏賊骨肝和腎〇墨魚肉

銀魚補　鱭魚和　鱸魚和

鱖魚和　鮎魚和　黃顙魚和

金魚和　比目魚和　河豚魚和

鱔魚通行補　鰻補　泥鰍補

海蛇和　海馬腎補　海参腎補

海蝦 補　　蝦 補

鱗介類 十三

龍骨 心和 大腸肝腎　　龍齒 肝和 心　　穿山甲 通行攻 胃肝

龜板 腎補 心奇經 ○龜尿　　鱉甲 肝補 ○鱉肉　　石決明 肝寒 肺

牡蠣 肝寒 腎　　蛤蚧 肺補 腎　　瓦楞子 和

蛤粉 肝寒 腎 ○蛤蜊肉　　文蛤 蛤粉注　　江珧柱 補

蚌粉 寒 ○蚌肉　　蜆粉 寒 ○蜆肉　　西施舌 補

淡菜 通行補　　吐鉄 肝補 腎　　蜊殼 寒

田螺 寒
螺螄 寒 ○殼
海螄 寒

蟶 補
蟹 寒 ○爪
蛇蛻 攻

蘄蛇 通行攻
烏梢蛇 通行攻
蚺蛇膽 脾寒肝 ○肉

真珠 心寒肝

人類 十四

牙齒 攻
髮 肝和 心腎
紫河車 通行補 膀胱

臍帶 和
指甲 和
人骨 和

人氣 通行補
人乳 通行補
口津唾 和

月水 和

童便 肺寒

裩襠 和

金汁 胃寒 通行

秋石 腎補 三焦

月經衣 月水注

人中黃 胃寒 通行

人中白 寒

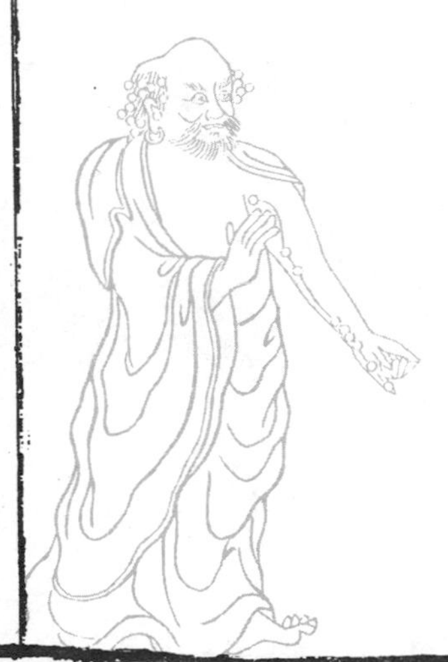

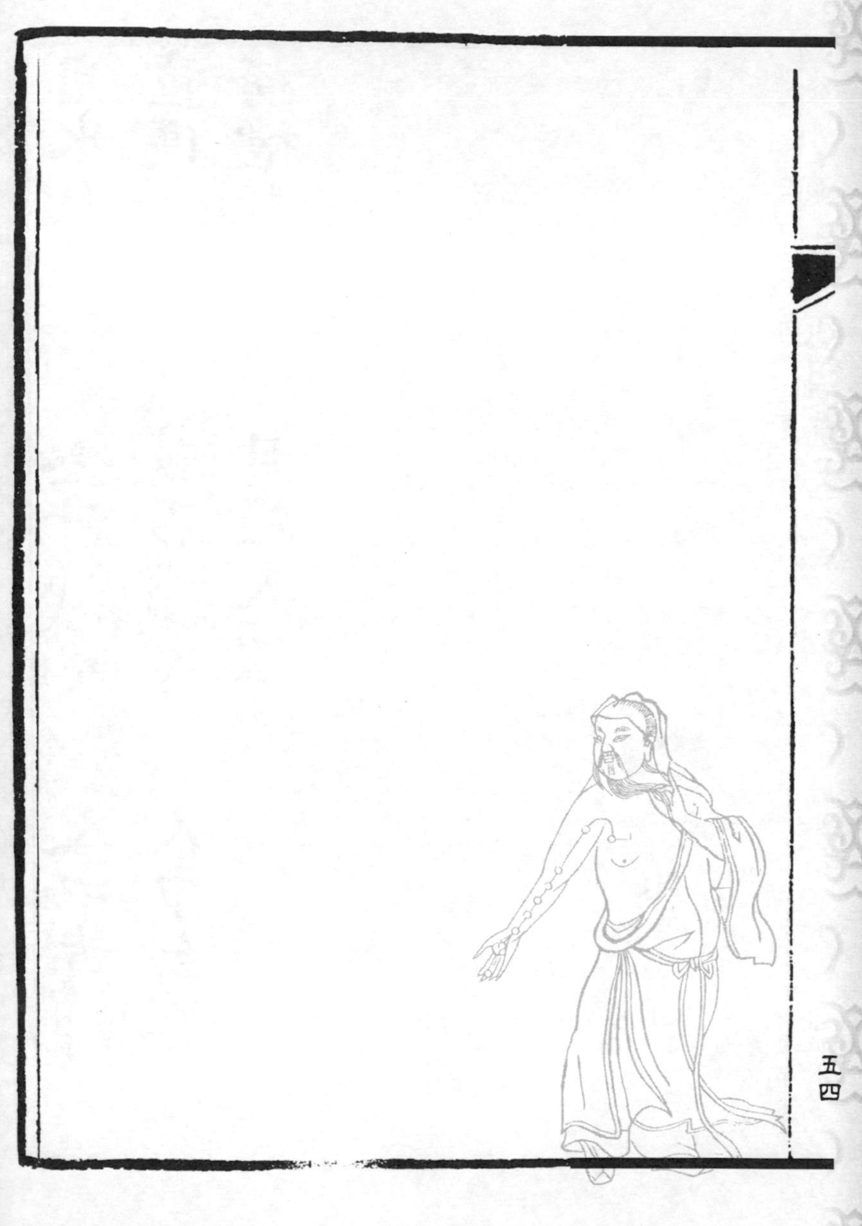

本草分經

通行經絡

維摩和尚編輯

(補)人參 甘温微苦大補肺中元氣其性主氣凡臟腑之有氣者皆能補之生陰血亦瀉虛火凡服參不投者服山查可解一補氣一破氣也按老山真參近時絶少惟行條參其性味與人參雖同而力極薄出關東論大小但須全糙白皮為上半糙者次之○若皮色微黃雖糙難辨紅熟者多僞不可用○修條力甚薄而其性橫行手臂指臂無力者服之有效○參鬚與修條相同其力尤薄○參蘆能涌吐痰涎虛者用之以代瓜蒂然亦

能補氣未見

高麗參　氣味畧似人參而性較溫初服似有力數日後其盡吐也

東洋參　野者皮白狀類便不覺矣野者不可得種者愈大愈佳

西洋參　而色香味無異人參性則微涼近皆種者形似人參而性溫聞種時皆用疏黃故也若以之代黨參較為輕清非可代人參也

黃精　甘平補氣血而潤安五臟益脾胃潤心肺填精髓助筋骨

大棗　甘溫補中益氣滋脾土潤心肺調營衛通九竅助十二經除風濕和百藥脾病人宜食之加入補劑與姜並行能發脾胃升騰之氣風疾痰疾俱非所宜○紅棗功用相倣而力稍遜○南棗甘溫補不入藥○生棗甘辛多食生寒熱

麩　虛養氣

助五臟厚腸胃北產陳麥良新麥熱南產壅氣助濕熱

鹿肉甘溫補中強五臟通脉益氣力

羊肉甘熱屬火補虛勞益氣力開胃壯陽道能發痼疾及瘡○羊胲結成羊腹中者治反胃○羊角明目殺蟲○生羊血治治血暈解一切

鱔魚甘大溫補五臟去風濕能走經絡

淡菜甘鹹溫補五臟益陽事治虛勞消瘦氣

人乳甘鹹純陰無定性潤五臟補血液清煩熱理噎膈利腸有孕之乳為忌乳最有毒

人氣治下元虛冷日令童男女以時隔衣進氣臍中甚良或身體骨節痹痛令人更互呵尉久久經絡通透

紫河車甘鹹溫大補氣血而補陰之功尤為極重治一切虛

勞損極大有奇效且根氣所鍾必達元海病由膀胱虛者用之尤宜清水洗至淨白用鉛壺隔湯煮極爛連汁入葯或煮畧熟文火焙乾用有胎毒者傷人須以銀器試之

甘草（和）味甘通行十二經解百藥毒生用氣平補脾胃瀉心火而生肺金炙用氣溫補三焦元氣而散表寒入和劑則補益入汗劑則解肌入涼劑則瀉熱入峻劑則緩急入潤劑則養血能協和諸葯使之不爭○頭涌吐消上部腫毒○梢達莖中

香附 辛香微苦微甘通行十二經八脉氣分調一切氣能引血藥至氣分而生血解六鬱利三焦消積調經乃治標之品損氣耗血

連翹 和 見心

合歡皮 甘平和血補陰

安五臟和心志盖心脾調和則五臟自安矣

蕪荑 辛苦溫散滿烋濕化食殺蟲祛五臟皮膚肢節風濕能療驚瘕蟲痛

海桐皮 苦平入血分祛風去濕殺蟲能行經絡達病所治牙蟲癬疥

乳香 苦溫辛香善竄入心通行十二經調氣活血去風舒筋托裏護心香徹瘡孔能使毒氣外出消腫止痛生肌

沒藥 苦平入十二經散結氣通瘀血消腫定痛生肌

竹瀝 甘苦寒滑清痰降火行經絡四肢皮裏膜外之痰凡痰因風熱燥火者宜之姜汁為使虛者與參同用使人參固其經竹瀝通其絡則甘寒氣味相得益彰

荊瀝 甘平開經絡除風熱化痰行氣血為去風化痰之妙藥用牡荊

俗名黃荊燒取瀝

廣皮 見肺和

枳椇子 甘平止渴潤五臟解酒毒按葛根葛花解酒毒而發散不如枳椇

菠菜 甘溫而滑利五臟通血脉開胸膈下氣調中止渴潤燥根尤良

薺菜 甘溫利五臟益肝和中○根益胃明目同葉燒灰治痢

白豆 甘平補五臟煖腸胃調中助十二經脉腎病宜食之○豆葉利五臟下氣○豆腐甘鹹寒清熱散血和脾胃消脹滿下大腸濁氣

酒 大熱有毒用為向導可以通行一身之表引藥至極高之分和血行氣逐穢煖水臟最能亂血動火致濕熱諸病醇而無灰陳者良按石灰能解酒酸造酒家多用之而有灰之酒傷人○燒酒散寒破結損人尤

甚

靈砂 甘温養神志安魂魄通血脈調和五臟治上盛下虛痰涎壅盛吐逆冷痛殺精鬼小兒驚吐服之最效為鎮墜神丹也硫黄合水銀煉成

百沸湯 助陽氣行經絡半沸者飲之傷元氣作脹

鷓鴣油 鹹温滑透經絡治聾痺癱腫諸病不入湯丸

蜂蜜 甘滑生性涼清熱熟性温補中潤燥解毒調營衛通三焦安五臟通便秘止諸痛和百葯與甘草同功滑腸同葱食害人食蜜飽後食鮓令人暴亡○黄蠟甘淡微温性澁止痛生肌續絶傷止瀉痢

(攻)**大戟** 苦辛寒專瀉臟腑水濕逐血發汗消癰通二便閉瀉火逐痰其汁青綠亦

能瀉肝陰寒善走大損真氣紫色者上白者傷人須去骨用中其毒者惟菖蒲能解之

甘遂 苦寒瀉腎經及隧道水濕直達水氣所結之處以攻決為用治大腹腫滿痞積痰迷去水極神損真極速麪煨用

商陸 苦寒沉陰下行與大戟甘遂同功療水腫脹滿蠱毒惡瘡根療疥

芫花 苦温療五臟水飲痰癖治瘴癰毒性至緊虛者忌之醋煮用○

防已 大辛苦寒入膀胱去火邪能行十二經通膝理利九竅瀉下焦血分濕熱療風行水降氣下痰性險而健惟濕熱壅遏及脚氣病凡下焦濕熱致二陰不通者用此治之有二種漢防已治水用木防已治風用

鶴虱 苦平殺五臟蟲治蚘痛

巴豆 辛大熱大毒峻下開竅宣滯去臟腑沉寒積滯治喉痺急症生用急治炒黑緩治去油名巴豆霜大黃黃連涼水黑豆綠豆汁能解其毒

蘓木 甘鹹辛平入三陰血分行血去瘀因宜表裏之風

枳實 苦酸微寒破氣行痰消痞止喘利胸膈寬腸胃性味功用與枳實同惟實則力猛而治下其瀉痰有衝墻倒壁之功殼則力緩而治上能損胸中至高之氣為異耳

枳殼

角刺 辛溫搜風殺蟲通竅潰癰其鋒銳直達病所

檳榔 苦辛溫能墜諸藥下行攻堅破脹消食行痰下水散邪殺蟲醒酒瀉胸中至高之氣至於下極凡氣虛下陷者宜慎用

輕粉 辛冷燥毒刼痰涎消積殺蟲善

入經絡不可輕服令人用治楊梅毒瘡能刼邪從牙齦出然毒入經絡筋骨血液耗亡多成痼疾惟土茯苓能解其留毒○粉霜礜同

蝱蟲苦寒有毒攻血遍行經絡色青入肝極能墮胎

穿山甲鹹寒性猛善竄入肝胃功專行散能出入陰陽貫穿經絡入營分以破結邪直達病所通經下乳消腫潰癰止痛排膿和傷發痘為風瘧瘡科要藥

蘄蛇甘鹹溫性竄內走臟腑外徹皮膚透骨搜風截驚定搐治風濕癱瘓疥癩皮骨尤毒宜去淨

烏梢蛇功用與蘄蛇同無毒而力淺大者力更減

(散)**威靈仙**辛鹹溫屬木宣疏五臟通行十二經行氣祛風破積治風濕痰飲諸

病性極快利積痾不痊者服之有效然大走真氣耗血用宜詳慎

防風 見膀胱散

蒼耳子 甘苦溫發汗散風濕上通腦頂下行足膝外達皮膚治頭面諸疾遍身瘙癢去刺用○採根煎熬名萬應膏功用暑同

冰片 辛香善走體溫用涼先入肺傳於心脾而透骨通竅散鬱火辟邪消風化濕風病在骨髓者宜之若在血脉肌肉輭用氷麝反引風入骨莫之能出

蔥白 辛散平發汗解肌通上下陽氣而活血解毒白冷青熱取白用同蜜食殺人青葉治水病足腫

白芥子 見肺散

麝香 辛溫香竄開經絡通諸竅內透骨髓外徹皮毛搜風治諸風諸氣諸血菓積酒積辟邪解毒殺蟲風

在肌肉者誤用之反引風入骨用當門子尤勝

桑蠶 甘溫有毒袪風而走竄經絡其性與穿山甲相近用以發痘大傷元氣○桑蟲矢功用畧同

(寒) **牛旁子** 辛苦寒滑瀉熱散結宣肺氣清喉理嗽利二便行十二經散諸腫瘡毒腰膝滯氣○根苦寒治中風貼反花瘡蘊風熱敷癰瘡

菾菜 甘苦涼滑利五臟通心膈擣汁治時行壯熱止熱毒痢

青黛 鹹寒瀉肝散五臟鬱火解中下焦蓄

茭白 甘冷而滑利五臟去煩熱○根名菰根冷利甚於蘆根

白苣 苦寒利五臟通經脈開胸膈滯氣解熱毒利腸

萵苣 苦冷功同白苣又能通乳汁殺蟲蛇毒○子下

乳汁通小便

絲瓜絡　甘冷涼血解毒除風化痰通經絡行血脉消浮腫發痘瘡滑腸下乳用筋

木耳　甘平利五臟宜腸胃治五痔血症○地耳甘寒明目○石耳甘平明目益精

大麥　甘鹹微寒補虛除熱益氣調中實五臟化穀食○大麥麪平胃下氣消積

小粉　甘涼和五臟調經絡醋熬消癰疽湯火傷涼血

綠豆　甘寒行十二經清熱解毒利水和脾功在綠皮去皮即壅元氣煮湯加蜜或鹽冷飲○粉撲痘瘡潰爛

精石　鹹寒而降治上盛下虛救陰助陽有扶危拯逆之功

人中黃　寒　見胃

金汁　寒　見胃

（熱）蘄艾

苦辛生溫熱熱純陽香燥能回垂絕之元陽通十二經走三陰而尤為肝脾腎之藥理氣血逐寒濕煖子宮止血溫中開鬱調經殺蚘以之灸火能透諸經而除百病

附子

辛甘大熱純陽其性浮多沉少其用走而不守通行十二經無所不至能引補氣藥以復失散之元陽引補血藥以滋不足之真陰引發散藥開腠理以逐在表之風寒引溫煖藥達下焦以祛在裏之寒濕治督脉為病及一切沉寒痼冷之症生用發散熱用峻補誤服禍不旋踵中其毒者黃連犀角甘草煎湯解之或用澄清黃土水亦可○烏附尖吐風痰治癲癇其銳氣直達病所○側子大燥發散四肢充達皮毛治手足風濕

花椒 辛苦溫散寒燥濕溫中下氣利五臟去老血殺蟲

干姜 辛熱燥脾濕開五臟六腑通四肢關節宣諸絡脉逐寒發表溫經定嘔消痰去滯炒黃用如與五味子同服亦能利肺氣而治寒嗽

炮姜 辛苦大熱除胃冷而守中兼補心氣袪臟腑沉寒錮冷去惡生新能回脉絕無陽又引血葯入肝而生血退熱引以黑附則入腎袪寒濕

大蒜 辛熱通五臟達諸竅消食辟穢去寒滯解暑氣殺蛇蟲毒氣味重濁多食則昏目損神搗敷治鼻衄不止關格不通亦能消水利便如切片灼艾灸癰疽良須用獨頭者佳至百補俗說不足信也

手太陰肺

⊙補 **人參**見通行補 **高麗參**見通行補 **珠參**苦寒微甘補氣降肺火肺熱有火者宜之 **土參**甘微寒性、专下降補肺氣而能使清肅下行凡有升無降之症宜之 **洋參**苦寒微甘補肺降火虛而有火者宜之 **北沙參**甘苦微寒專補肺陰清肺火金受火刑者宜之○南沙參功同而力稍遜 **黃精**見通行補 **玉竹**甘平補氣血而潤去風濕潤心肺用代參地不寒不燥大有殊功 **黃芪**甘溫升浮補肺氣溫三焦壯脾胃實腠理瀉陰火解肌熱氣虛難汗者可發表踈多汗者可止生用

瀉火炙用補中為內托瘡癰要葯但滯胃爾、

白芨 苦辛平性濇入肺止吐血去瘀生新肺損者能復生之治跌打湯火傷及瘡癰

白芍 見肝補

冬蟲夏草 甘平補肺腎止血化痰治勞嗽

五味子 性溫五味俱備酸鹹為多斂肺補腎益氣生津濇精明目强陰退熱斂汗止嘔寧嗽定喘除渴止瀉夏月宜常服之以瀉火而益金北產者良

大棗 見通行補

胡桃 甘熱通命門利三焦潤腸胃溫肺補腎潤燥養血佐破故紙大補下焦然能動風痰助腎火皮性濇若連皮用則斂肺固腎濇精油者有毒能殺蟲○殼外青皮壓油烏鬚髮

落花生 辛甘香潤肺補脾和平可貴

白

糖 見脾補

山藥 見脾補

米仁 見胃補

粳米 甘平得天地中和之氣平和五臟補益氣血入肺清熱利便晚收者性涼尤能清熱北粳涼南粳溫新粳熱陳粳涼赤粳熱白粳涼新米動氣○米泔清熱涼血利小便用第二次者

糯米 見脾補

飴糖 見脾補

磁石 見腎補

燕窩 甘淡平大養肺陰開胃氣化痰止嗽補而能清一切病之由於肺虛不能清肅下行者此皆治之○燕肉不可食損人神氣

鴨 甘平微鹹入肺腎血分補陰除蒸利水化虛痰毛白嘴烏老者良○熱血解諸毒○蛋甘寒鹹除心膈熱

白鶴血 鹹平益肺去風補虛乏益氣力

阿膠 甘平

清肺養肝補陰滋腎止血去痰除風化痰潤燥定喘利大小腸治一切血病風病大抵補血與液為肺大腸要葯傷暑伏熱成痢者必用之胃弱脾虛者酌用化痰蛤粉炒止血蒲黃炒

猪肺 補肺治虛嗽

羊肺 通肺氣止咳嗽亦利小便

羊乳 見大腸補

蛤蚧 鹹平補肺潤腎益精助陽通淋定喘止嗽氣虛血竭者宜之其力在尾毒在眼去頭足酥炙用

㊋

甘草 見通行和

鬱金 辛苦微甘輕揚上行入心包心肺涼心熱散肝鬱破血下氣治經水逆行氣血諸痛耗真陰

廣木香 見三焦和

白豆蔻 辛熱

肺經本葯流行三焦温暖脾胃散滯氣消酒積除寒燥濕化食寬膨

藿香 見脾和

甘菊花 見肝和

延胡索 見肝和

旋覆花 辛苦鹹微温入肺大腸下氣行水軟堅消痰痞通血脉除噫氣絹包煎。根治風濕葉治瘡毒止血

砂仁 見脾和

紫菀 辛苦温性滑潤肺下氣化痰止渴專治血痰及肺經虛熱又能通利小腸。白者名女菀紫入血分白入氣分

款冬花 辛温潤肺消痰理嗽能使肺邪從腎順流而出治逆氣咳血主用皆辛温開豁却不助火

白蒺藜 見肝和

佛耳草 微酸大温肺氣止寒嗽消痰治寒熱泄瀉

百部 甘苦微温能利肺氣而潤

肺温肺治寒嗽殺蟲虱傷胃滑腸

白米飯草 甘平潤燥補肺和中益胃治吐血咳嗽煑膏用

罌粟殼 酸濇平斂肺濇腸固腎宜治骨病酸收太緊易兜積滯○御米甘寒潤燥治反胃○鴉片酸濇温止瀉痢濇精氣

松花 甘温潤心肺益氣止血除風善滲諸痘瘡傷損濕爛不痂

松子 甘温而香潤肺燥開胃散水氣除諸風治大便虛秘

白檀香 辛温利氣調脾肺利胸膈兼引胃氣上升

烏藥 辛温香竄上入脾肺下通膀胱腎能疏胸腹邪逆之氣凡病之屬氣者皆可治順氣則風散理氣則血調故又治風瘵瘡及猫犬百病

訶子 苦温酸濇泄氣消痰斂肺濇腸生用清金

行氣熱用溫胃固腸

茯苓 見脾和

琥珀 見肝和

杏仁 辛苦甘溫瀉肺降氣行痰解肌除風散寒潤燥並解肺鬱利胸膈氣逆通大腸氣秘治上焦風燥又能殺蟲消狗肉麩粉積去皮尖研用如發散連皮尖研雙仁者殺人〇叭嗟杏仁甘平性潤止咳下氣消心腹逆悶〇甜杏仁不入葯〇杏子酸熱有小毒損人

烏梅 酸溢而溫入脾肺血分濇腸斂肺止血生津止渴安蚘治涌痰解毒〇白梅酸溢鹹平功用畧同兼治痰厥喉痺牙關緊閉敷癱毒刀箭傷多食則齒齼嚼胡桃肉即解

木瓜 見肝和

廣皮 辛苦溫入脾肺氣分能散能和能燥能瀉利氣調中消痰快膈宣通五臟統治

百病入和中葯留白入疏通葯去白亦名橘紅兼能除寒發表廣產為勝名廣皮陳者良名陳皮○化州陳皮消伐太峻不宜輕用○橘肉生痰聚飲

佛手柑 辛苦酸溫入肺脾理氣止嘔健脾治心頭痰水氣痛根葉同功

榧子 甘濇平殺蟲消積多食引火入肺使大腸受傷

白菓 甘苦濇生食降濁痰殺蟲熟食歛肺益氣定哮喘縮小便止帶濁壅氣發疳小兒多食白菓吐涎沫不知人急用白鮝頭煎湯灌之可解

橄欖 甘濇酸平清肺開胃下氣利咽喉生津醒酒解毒治魚骨哽○核主治與橄欖同○仁甘平潤燥

百合 甘平潤肺寧心清熱止嗽能歛肺氣利二便止涕淚

雲母 甘平

入肺下氣治癰痢癰疽逆

白石英 甘辛微溫潤肺去燥利小便實大腸治肺痿欬逆

食鹽 見腎和

露水 甘平潤肺解暑止消渴

殭蠶 鹹辛平氣味輕浮入肺肝胃去風化痰散結行經能散相火逆結之痰及風熱為病○蚕蛹治風退熱除蚘療小兒疳疾搐犬咬者終身忌食

五倍子 酸澁鹹寒斂肺降火生津化痰止血斂汗治泄痢下血散熱毒斂濇之功敏於龍骨牡蠣○造釀作餅名百藥煎功用相同治上焦心肺痰嗽熱溫諸病尤為相宜

（攻）**牽牛子** 辛熱屬火而善走入肺瀉氣分濕熱達右腎命門走精隧通下焦鬱

遏及大腸風秘氣秘利大小便逐水消痰殺蟲治腫滿有黑白二種黑者力速名黑丑

葶藶 辛苦大寒性急力峻下氣破結行膀胱水除肺中水氣膹急通經利便有甜苦二種甜者力稍緩

南星 見肝 攻

皂角 辛鹹溫入肺肝大腸性極尖利通竅搜風泄熱涌痰除濕去垢破堅宣滯散腫消毒煎服取中段湯泡

青皮 見肝 攻

大腹皮 見脾 攻

(散) **桔梗** 苦辛平入肺經氣分兼入心胃開提氣血表散寒邪清利頭目咽喉開胸膈滯氣能載諸葯上浮引苦泄峻下之劑至於至高之分成功

防風 見膀胱 散

前

胡見肝散　**升麻**見脾散

白芷辛溫氣厚入肺胃大腸通竅發表除濕熱散風熱治頭面諸疾

香茹辛溫主肺解表清暑利濕散皮膚蒸熱解心腹凝結陰暑用之以發越陽氣陽暑忌用熱服作瀉

薄荷辛散升浮體溫用涼發汗能搜肝氣而抑肺盛宣滯解鬱散風熱通關竅

蘇葉辛溫而香入氣分兼入血分利肺下氣發表祛風寬中利腸散寒和血○蘇子降氣消痰開鬱溫中潤心肺止喘嗽力倍蘇葉○蘇梗順氣安胎功力和緩

雞蘇辛烈微溫清肺下氣理血散熱

麻黃辛苦溫肺家專藥入膀胱兼走大腸心經發汗解表去營中寒邪疏通氣血惟冬月在表真有寒邪

者宜之否則不可用去根節製用○根節止汗

水萍 辛寒入肺發汗祛風行水消腫其發汗勝於麻黃不可輕用

桂枝 辛甘溫入肺膀胱溫經通脉發汗解肌調和營衛使邪從汗出而汗自止性能橫行手臂平肝而動血○桂花辛溫治牙痛潤髮○桂葉洗髮去垢

冰片 見通行散

辛夷 辛溫入肺胃氣分能助胃中清陽上行通於頭腦溫中解肌通竅治九竅風熱之病去外皮毛用

生薑 見胃散

白芥子 辛溫入肺通行經絡發汗散寒溫中利氣豁痰痰在脇下及皮裡膜外者非此不行煎太熟則力減○芥菜子主治畧同○芥菜辛熱而散通肺開胃利氣豁痰久食發瘡昏

目

淡豆豉 苦寒發汗解肌泄肺除熱下氣調中炒熟又能止汗

（寒）

薺苨 甘淡微寒利肺氣解葯毒亦治瘡毒

川貝母 辛甘微寒瀉心火散肺鬱入肺經氣分潤心肺化燥痰○象貝母味苦去風痰○土貝母大苦外科治痰毒

黃芩 寒見心

知母 寒見腎

白前 辛甘微寒降氣下痰止嗽治肺氣壅實

麥冬 寒見胃

燈心 寒見心

漏蘆 寒見胃

射干 苦寒瀉實火因而散血消腫能化心脾老血肝肺積痰解毒治喉痺咽痛虛者忌用

天冬 甘苦大寒入肺經氣分益水之上源而下通腎清金降火潤燥滋陰消痰止血殺蟲去腎家濕

熱治喘嗽骨蒸一切陰虛有火諸症

瓜蔞見三焦寒

山豆根見心寒

馬兜鈴苦辛寒清肺熱降肺氣兼清大腸經熱亦能行水湯劑用之多吐○根塗腫毒

牛蒡子見通行寒

車前子見膀胱寒

通草氣寒味淡入肺胃引熱下行而又能通氣上達通竅利肺為穩妥

馬勃辛平而散清肺解熱治喉痺咽痛外用敷瘡最

石葦見膀胱寒

桑皮甘辛寒瀉肺火散瘀血下氣行水止嗽清痰

梔子見心寒

地骨皮甘淡而寒降肺中伏火除肝腎虛火治肝風頭痛利腸退骨蒸走裡而又走表善除內熱亦退外潮凡風寒散而未盡者用之最宜

木芙

蓉辛平性滑清肺涼血散熱止痛消腫排膿治一切癰疽

竹茹見胃寒

枇杷葉苦平清肺和胃下氣而消痰降火治肺蜜炙治胃薑汁炙刷去毛○蒸取汁名枇杷露功用相同

柿生柿甘冷潤肺清胃止嗽乾柿甘寒而濇潤肺寧嗽濇腸消宿血○柿霜生津化痰清上焦心肺之熱為尤宜○柿蒂苦溫降氣止呃逆

梨甘寒微酸涼心潤肺利大小腸降火消痰清喉潤燥蕉有消風之妙熱食滋陰

石羔見胃寒

滑石見膀胱寒

浮石鹹寒軟堅潤下入肺止嗽通淋化上焦老痰能消結核

羚羊角見肝寒

石決明見肝寒

童便鹹寒能引肺火下行從膀

胱出降火降血甚速潤肺清瘀雖穢臭敗胃然較之過用寒凉之葯猶不若服此之為勝也熱服或入姜汁或入韭汁

(熱)

紅豆蔻 見胃熱注

丁香 見胃熱

川椒 辛大熱入肺脾命門發汗

散寒煖胃燥濕消食除脹通血脉行肢節補命門火能下行導火歸元安蚘最殺勞蟲閉口者殺人黃土能解其毒微炒出汗去黃殼取紅用亦名椒紅中其毒者用凉水麻仁漿解之又解閉口椒毒用肉桂煎汁飲之或多飲冷水或食蒜或飲地漿水俱可○椒目苦辛專行水道消水蠱

足太陰脾

(補)**黨參** 甘平補中益氣和脾胃性味重濁滯而不靈止可調理常病若遇重症斷難恃以為治種類甚多以真潞黨皮寬者為佳

黃芪 見肺補

黃精 見通行補

天生朮 甘苦溫補脾和中燥濕善補氣亦能生血化胃經痰水有火者宜生用按野朮可代真參而真野者極難得。種白朮健脾燥濕止可調理脾胃常病

當歸

白芍 見肝補

菟絲子 見肝補

益智仁 見腎補

辛熱本脾藥兼入心腎溫燥脾胃澀精固氣補心氣命門之不足又能開發鬱結使氣宣通溫中進食攝

唾涎縮小便

熟地見腎補

棗仁見心補

大棗見通行補

龍眼肉甘平而潤補心脾安神治一切思慮過度勞傷心脾及血不歸脾諸症

落花生見肺補

芡實甘平而濇補脾固腎助氣濇精又能解暑熱

白糖甘溫補脾緩肝潤肺和中消痰治嗽多食助熱損齒生蟲○冰糖同○沙糖功用與白者相仿和血則沙糖為優

甘藷甘平益氣強腎陰健脾胃

山藥味甘性濇補脾肺清虛熱化痰涎固腸胃濇精氣兼能益腎強陰而助心氣○零餘子甘溫功用強於山藥

韭菜見腎補

糯米甘溫補脾肺虛寒收汗澁二便性甚粘滯而難化

秈

米 甘溫和脾養胃益氣溫中除濕

米仁 見胃補

扁豆 見胃補

飴糖 甘溫益氣補中緩脾潤肺化痰止嗽

鷺鷥 鹹平益脾補氣治虛瘦

牛肉 甘溫屬土補脾益氣安中止渴老病自死者食之損人○白水牛喉治反胃腸結

猪肚 入胃健脾

狗肉 黃狗益脾黑狗補腎酸鹹溫煖脾益胃而補腰腎療虛寒助陽事兩腎陰萎尤勝孕婦食之令子啞○狗寶結成狗腹中者攻反胃理疔疽○屎中粟米起痘治噎○屎中骨治小兒驚癇

(和) **甘草** 見通行和

蒼朮 苦溫辛烈燥胃强脾發汗除濕能升發胃中陽氣止

吐瀉逐痰水辟惡氣解六鬱散風寒濕治痿

澤蘭苦甘辛香微溫而性和緩入肝脾血分而行血獨入血海攻擊稽留通經破瘀散鬱舒脾○省頭草氣香味辛性涼入氣分調氣生血養營利水除痰治消渴經所謂蘭除陳氣者此也○馬蘭辛涼功同澤蘭入陽明血分

廣木香見三焦和

砂仁辛溫香燥和胃醒脾快氣調中通行結滯消食醒酒治痞脹散浮熱得檀香豆蔻入肺得人參益智入脾得黃柏茯苓入腎得白石脂赤石脂入大小腸能潤腎燥引諸葯歸宿丹田腎虛氣不歸元用為向導最為穩妥

白豆蔻見肺和

藿香辛甘微溫清和芳烈入脾肺快氣和中開胃止嘔去

惡氣及上中二焦邪滯

草豆蔻 辛溫香散煖胃健脾祛寒燥濕辛燥犯血忌

延胡索 見肝和

甘松 甘溫芳香理諸氣開脾鬱而善醒脾治惡氣

半夏 見胃和

柏子仁 見心和

白檀香 見肺和

厚朴 見胃和

烏藥 見肺和

阿魏 辛平入脾胃消肉積去臭氣殺蟲臭烈傷胃西番木脂熬成今以胡蒜白僞之

茯苓 甘淡平白者入氣分益脾寧心滲濕功專行水能通心氣於腎入肺瀉熱而下通膀胱○赤茯苓入心小腸專利濕熱餘與白茯苓同○茯苓皮專行水

烏梅 見肺和

廣皮 見肺和

佛手柑 見肺和

山查 酸甘

微溫健脾行氣散瘀化痰消肉積乳積多食伐氣小者入葯○核化食磨積治疝催生

木瓜 見肝 和

荷葉 苦平裨助脾胃而升發陽氣能散瘀血留好血

煨姜 辛溫和中止嘔不散不燥與大棗並用以行脾胃之津液而和營衛最為平妥

麻仁 見胃 和 甘平滑利緩脾潤燥滑腸治胃熱便難去殼用

穀芽 見胃 和

蒸餅 見胃 和

建麯 見胃 和

甘爛水 甘溫水性本鹹而重若揚之至千萬遍則輕而柔故能益脾胃而不助腎氣

九香蟲 鹹溫治膈脘滯氣脾腎虧損壯元陽

(攻) **姜黃** 苦辛溫性烈入脾肝理血中之氣專於破血散結通經片子者能入手臂

治痺痛

草果 辛熱破氣除痰消食化積制太陰獨勝之寒佐常山截瘧煨熟用仁

南星 見肝攻

大黃 見胃攻

青皮 見肝攻

大腹皮 辛溫泄肺和脾下氣行水寬胸通腸酒洗淨黑豆湯再洗煨用○子辛溫澁與檳榔同功而力稍緩

麥芽 甘溫能助胃氣上行健脾寬腸下氣消食化積散結祛痰善通乳亦消腎氣炒用

紅麴 甘溫治脾胃營血破血活血燥胃消食陳者良

㊔ **升麻** 甘辛微苦性升脾胃引經藥亦入陽明肺大腸經而表散風邪升散火鬱能升陽氣於至陰之下引甘溫之藥上行以補衛氣之散而實其表兼緩帶脉之縮急解

葯毒殺精鬼○綠升麻治下痢

前胡見肝散

防風見膀胱散

葛根見胃散

冰片見通行散

(寒)

黃連見心寒

胡連見心寒

黃芩見心寒

白茅根甘寒入心脾胃涼血消瘀除熱行水引火下降○針能潰膿酒蒸服一針潰一孔○花止血

白鮮皮苦寒性燥入脾胃兼入膀胱小腸除濕熱行水道治風痺瘡癬

茵陳見膀胱寒

射干見肺寒

木通見小腸寒

竹葉見心寒

甘蔗見胃寒

冬瓜甘寒瀉熱益脾利二便消水腫散熱毒○子補肝明目凡葯中所用瓜子

皆冬瓜子也

蚺蛇胆苦甘寒涼血明目療疳殺蟲主肝脾之病又能護心止痛○蚺蛇肉極腴美主治畧同

㊙熱

肉果辛溫氣香煖胃理脾濇大腸止虛瀉麪裹煨去油用

紅豆蔻見胃熱注

蘄艾見通行熱

烏頭即附子之母功用與附子相同而力稍緩其性輕疏能溫脾逐風治風疾者以此為宜

桂心辛甘大熱大燥補陽入心脾血分活血能引血化汗化膿為內托瘡疽之用

吳茱萸見肝熱

川椒見肺熱

干姜見通行熱

手陽明大腸

(補)

栗 見腎補

牛乳 甘微寒潤腸胃補虛勞解熱毒○乳酥力稍遜宜于血熱枯燥之人

羊乳 補肺腎潤胃脘大腸之燥

猪腸 入大腸治腸風血痔○油利腸潤燥散風解毒殺蟲滑產

阿膠 見肺補

(和)

砂仁 見脾和

連翹 見心和

土茯苓 甘淡平去陽明濕熱以利筋骨利小便止泄瀉治楊梅瘡毒誤服輕粉成疾者服此能去輕粉之毒

旋覆花 見肺和

榆白皮 甘平滑利入大小腸膀胱利諸竅滲濕熱滑胎下有形滯物治

嗽喘不眠

訶子 見肺和

杏仁 見肺和

薤白 辛苦溫滑泄下焦大腸氣滯散血生肌調中下氣取白用

罌粟殼 見肺和

赤石脂 甘溫酸澁體重固大小腸直入下焦陰分而固下收濕止血催生下胞衣為久痢泄澼要藥

禹餘糧 甘平而澁胃大腸血分重劑固下治欬逆下痢催生

龍骨 見心和

（攻）

大黃 見胃攻

皂角 見肺攻

雷丸 苦寒入胃大腸功專消積殺蟲而能令人陰痿

桃仁 見肝攻

元明粉 辛甘鹹冷去胃中實熱蕩腸中宿垢潤燥破結用代芒硝性稍和緩

芒硝 辛鹹苦大寒峻下之品潤燥軟堅下泄除熱能

蕩滌三焦腸胃實熱推陳致新治陽強之病無堅不破無熱不除又能消化金石誤用伐下焦真陰

朴硝　性味功用與芒硝同而尤為酷澁性急芒硝經煉故稍緩

(散)

升麻　見脾散

秦艽　見肝散

白芷　見肺散

麻黃　見肺散

(寒)

黃芩　見心寒

白頭翁　苦寒入胃大腸血分堅腎涼血瀉熱

漏蘆　見胃寒

鮮生地　見腎寒

木通　見小腸寒

山豆根　見心寒

馬兜鈴　見肺寒

薔薇根　苦濇而冷入胃大腸除風熱濕熱殺蟲○子名營實酸溫主治暑同

槐實　即槐角苦寒純陰清肝胆涼大腸瀉風熱○槐花苦涼瀉熱涼

血功同槐實陳者良川楝根見肝寒注柿見肺寒梨見肺寒

(熱)肉果見脾熱蓽撥見胃熱吳茱萸見肝熱石硫黃酸毒大熱補命門真火不足而又能疏利大陽煖精壯陽殺蟲療瘡救危之藥服之多發背疽○土硫黃辛熱腥臭止入瘡藥不堪服食

足陽明胃

(補)黨參見脾補黃精見通行補黃芪見肺補天生朮見脾補益智仁見脾補甘藷見脾補韭菜見腎補米仁甘淡

微寒而力和緩益胃健脾滲濕行水清肺熱殺蚘**扁豆**甘平中和輕清緩補調脾和胃通利三焦降濁升清除濕能消脾胃之暑專治中宮之病炒則微溫多食壅氣○葉治霍亂吐瀉**秫米**見脾補**燕窩**見肺補**野鴨**甘涼補中益氣平胃消食大益病人治熱毒瘵瘡瘺能殺臟腹蟲**牛乳**見大腸補**羊乳**見大腸補**猪肚**見脾補

㊓**甘草**見通行和**蒼朮**見脾和**三七**甘苦微溫散瘀定痛能損新血治吐衄癰腫金瘡杖瘡大抵陽明厥陰血分之葯**馬蘭**見脾和注**砂仁**見脾

和

白豆蔻 見肺和

草豆蔻 見脾和

半夏 辛温體滑性和胃健脾兼行胆經發表開鬱下氣止嘔除濕痰利二便能行水氣以潤腎燥和胃氣而通陰陽治一切脾濕之症血家渴家汗家慎用肺燥者不可誤服須製用亦有造麯者

土茯苓 見大腸和

萆薢 甘苦平入肝胃祛風去濕以固下焦堅筋骨凡陽明濕熱流入下焦者此能去濁分清有黃白二種白者良名粉萆薢

菝葜 主治與萆薢土茯苓畧同似係一類數種也

石斛 甘淡微鹹微寒清胃中虛熱逐皮膚邪熱虛而有火者宜之味苦者名木斛服之損人

白米飯草 見肺和

松子 見肺

和

厚朴 苦辛溫入脾胃瀉實滿散濕滿平胃調中消痰化食破宿血散風寒殺臟蟲治一切客寒犯胃濕氣侵脾之症

白檀香 和見肺

阿魏 和見脾

木瓜 和見肝

荷葉 和見脾

煨薑 和見脾

小茴香 辛平理氣開胃得鹽則入腎亦治寒疝○八角茴香又名舶茴香辛甘平功用畧同

麻仁 和見脾

陳米 甘淡平養胃去濕熱除煩渴利小便

米露 用粳米舂極白如蒸花露法蒸取汁輕清善補凡胃氣極弱不能進粥飲者用之最宜

穀芽 甘溫而性不損元健脾開胃消食和中下氣化積為健脾溫中之聖葯炒用

蒸餅 甘平和中養脾胃消

積滯活血止汗利三焦通水道陳者良

建麴 甘平健脾煖胃消食下氣化滯調中逐痰積破癥瘕除濕熱止瀉痢

麪神麴 辛甘溫開胃行氣調中化水穀消積滯治痰逆目痛

禹餘糧 見大腸和

爐甘石 甘溫胃經葯燥濕止血消腫袪痰金銀之苗也金能勝木故為木疾之要葯製用

甘爛水 見脾和

刺蝟皮 苦平開胃氣治胃逆涼血○肉甘平理胃氣治反胃○脂滴耳聾○胆點痘後風眼

殭蚕 見肺和

(攻)**大黃** 大苦大寒入脾胃肝心包大腸血分其性沉而不浮其用走而不守用以

蕩滌腸胃下燥結而除瘀熱能推陳致新治一切實熱血中伏火峻利猛烈非六脉沉實者勿用病在氣分而用之為誅伐無過製熟稍緩酒浸亦能上行除邪熱

王不留行 見奇經攻

雷丸 見大腸攻

甜瓜蒂 苦寒胃經吐葯能吐風熱痰涎上膈宿食亦治濕熱諸病○甜瓜性冷解暑而損陽凡瓜皆冷利早青尤甚

麦芽 見脾攻

紅麴 見脾攻

元明粉 見大腸攻

芒硝 見大腸攻

朴硝 見大腸攻

穿山甲 見通行攻

(散)

桔梗 見肺散

升麻 見脾散

秦艽 見肝散

防風 見膀胱散

白芷 見肺散

葛根 辛甘平入胃兼入脾能升胃氣上行入肺而生津止渴發汗解肌散火鬱解酒毒葯毒治清氣下陷泄瀉傷寒瘧痢太陽初病勿用恐引邪入陽明也升散太過上盛下虛者慎之○葛花解酒毒尤良○生葛汁大寒解溫病大熱治吐衄

辛夷 見肺散

生姜 辛溫行陽分宜肺氣暢胃口散寒發表解鬱調中開痰下食能散逆氣為嘔家聖葯又能消水氣行血痺辟瘴氣○姜汁辛溫而潤開痰尤良○姜皮辛凉和脾行水

㊢

知母 見腎寒

白茅根 見脾寒

白頭翁 見大腸寒

白鮮

皮見脾寒白微見奇經寒麥冬甘微苦微寒潤肺清心胃經正葯瀉熱生津化痰止嘔治嗽行水漏盧苦鹹寒入胃大腸通肺小腸瀉熱解毒通經下乳殺蟲療瘡茵陳見膀胱寒大青苦鹹大寒專解心胃熱毒治傷寒時疾陽毒取莖葉用鮮生地見腎寒蘆根甘寒和胃降火止嘔清上焦熱用逆水者○蘆笋解魚蟹河豚毒花粉酸甘微苦微寒降火潤燥滑痰生津解渴行水治胃熱膀胱熱療瘡毒虛熱者宜之通草見肺寒薔薇根見大腸寒梔子見心寒竹茹甘微寒開胃鬱清肺燥涼血除上焦煩熱煮清肝火涼胎氣笋

甘微寒利膈下氣化熱爽胃消痰而能損元

枇杷葉 見肺寒

石蓮子 見心寒

甘蔗 甘微寒和中助脾除熱潤燥消痰能令胃氣下行利二便

柿 見肺寒

蒲公英 苦甘寒入腎陽明經瀉熱化毒專治乳癰疔毒亦為通淋妙品

大豆黃卷 甘平除胃中積熱消水病脹滿破惡血療濕痺

石羔 甘辛淡降體重氣輕胃經大寒之藥羔入肺三焦氣分清熱降火發汗解肌緩脾止渴發斑疹亦止中暑自汗先煎

犀角 苦酸鹹寒清胃中大熱涼心瀉肝祛風利痰解毒療血治驚狂斑疹諸症能消胎氣角尖尤勝磨汁用

蟾蜍 辛涼微毒入胃退虛熱行濕氣治蟲蠱癰

疳瘰痔○蟾酥辛溫有毒治疔毒諸疳能爛人肌肉**人中黃**甘寒入胃大解五臟實熱清痰火消食積甘草經糞浸者或用皂莢**金汁**與人中黃同而更勝

(熱)**肉果**見脾熱**蓽撥**辛熱除胃冷祛痰散陽明浮熱亦入大腸經治瀉痢散氣動火**良姜**辛熱煖胃散寒下氣止痛○子溫肺醒脾能散寒燥濕**白附子**辛甘大熱純陽陽明經藥能引藥勢上行治面上百病祛風痰痺濕此藥無復真者**丁香**辛溫純陽而燥泄肺溫胃大能療腎壯陽事治胃冷嘔逆痃非虛寒勿用**炮姜**見通行熱**大茴香**見命門熱**鍾乳**甘溫胃經氣分藥補陽利竅其氣慓

悍能令陽氣暴充惟命門火衰者可暫用之

手少陽三焦

（補）**炙甘草**見通行和注 **黃芪**見肺補 **蛇牀子**辛苦溫強陽補腎散寒祛風燥濕殺蟲治男婦前陰諸疾及子臟虛寒瘙癬風濕之病為腎命三焦氣分之藥 **胡桃**見肺補 **扁豆**見胃補 **秋石**見腎補

（和）**廣木香**辛苦溫三焦氣分之藥能升降諸氣泄肺氣疏肝氣和脾氣治衝脉為病及一切氣病心疼香燥恐動火邪 **香附**見通行和 **白豆蔻**見肺和

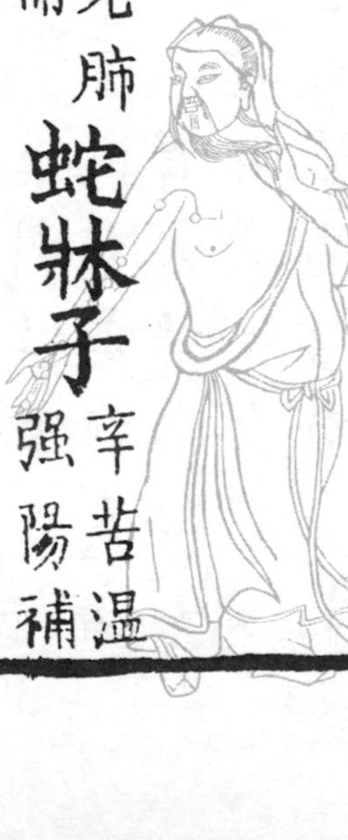

藿香見脾和　連翹見心和　萆薢見胃和　杏仁見肺和　桃杷甘酸平止渴利肺氣治上焦熱多食發痰熱傷脾　藕生用甘寒涼血散瘀治上焦痰熱煮熟甘平補益○藕節濇平止血消瘀解熱毒　薤白見大腸和　蒸餅見胃和　百藥煎見肺和注

(攻)牽牛子見肺攻　防己見通行攻　蜀桼即常山莖葉常山辛苦寒性猛烈引吐行水祛痰飲截瘧蜀桼功用與常山同而性輕揚能散上焦之邪結　青皮見肝攻　芒硝見大腸攻　朴硝見大腸攻　蓬砂甘鹹涼除上焦胸膈

痰熱柔五金去垢膩治喉痺口齒諸病

（散）**防風**見膀胱散

（寒）**地榆**苦酸微寒性濇入下焦除血熱而止血炒黑用○梢行血

黃連見心

寒**胡連**見心寒

黃芩見心寒

知母見腎寒

龍胆草見肝

寒**青黛**見通行寒

蘆根見胃寒

瓜蔞甘苦寒潤肺清上焦之火使熱痰下降又能蕩滌胸中鬱熱垢膩理嗽治痢止渴止血滑腸○近多用仁名蔞仁雖取油潤嬿濁膩爾

木通見小腸寒

梔子見心寒

竹茹見胃寒

竹葉

見心寒

天精草 苦甘凉清上焦心肺之客熱

石花菜 甘鹹大寒而滑

去上焦浮熱發下部虛寒

石羔 見胃寒

滑石 見膀胱寒

浮石 見肺寒

足少陽胆

（補）**棗仁** 甘潤生用酸平專補肝胆炒熟酸溫而香亦能醒脾斂汗寧心療胆虛不眠肝胆有邪熱者勿用

（和）**川芎** 辛溫升浮入心包肝為胆之引經乃血中氣藥升陽開鬱潤肝燥補肝虛上行頭目下行血海和血行氣搜風散瘀調經療瘡治一切風木為病

青蒿 見肝

和　**連翹**　見心

和　**半夏**　見胃

和　**郁李仁**　辛苦甘平性降下氣行水補血潤燥得酒則入胆去皮尖治標之品津液不足者慎用

胆礬　酸濇辛寒入胆經性斂而能上行吐風熱痰涎斂欬逆而散風木相火殺蟲

（攻）**青皮**　攻見肝

（散）**秦艽**　散見肝

前胡　散見肝

柴胡　苦微寒胆經表藥能升陽氣下陷引清氣上行而平少陽厥陰之邪熱宣暢氣血解鬱調經能發表最能和裏亦治熱入血室散十二經瘡疽病在太陽者服之則引賊入門病入陰經者服之則重虛其表用宜

詳慎。銀柴胡專治骨蒸勞熱小兒五疳

(寒) 苦參 見腎 寒 黃芩 見心 寒 龍胆草 見肝 寒 槐實 見大腸 寒

桑葉 苦甘而涼滋燥涼血止血去風清泄少陽之氣熱 猪胆汁 見心 寒

手厥陰心包

(補) 丹參 見心 補 生地 見腎 補

(和) 川芎 見胆 和 鬱金 見肺 和 延胡索 見肝 和 連翹 見心

和 **益母草** 辛微苦微寒入心包肝消水行血去瘀生新解毒利二便辛散滑利並不補益○茺蔚子活血調經明目行中有補血滯血熱者宜之

蒲黃 甘平入心包肝經血分生用性滑行血消瘀祛心腹膀胱之熱療瘡腫炒黑性濇止血

攻 **大黃** 見胃攻

茜草 酸鹹溫入心包肝行血通滯無瘀者慎用

紫葳花 甘酸寒入心包肝破血去瘀能去血中伏火治血熱生風之症

寒 **紫草** 見肝寒

丹皮 見肝寒

木通 見小腸寒

川楝子 見肝

寒 **敗醬** 即苦菜苦鹹微寒入心包腎主暴熱火瘡疥痔除癰腫結熱風痺為治腸

癰之上藥代赭石見肝寒

(熱)破故紙見命門熱

足厥陰肝

(補)當歸辛甘苦溫入心肝脾治衝脉帶脉為病為血中氣藥血滯能通血虛能補血枯能潤血亂能撫使氣血各有所歸散内寒補不足去瘀生新潤燥滑腸治上用頭治中用身治下用尾統治全用辛氣太甚如熬膏則去其辛散之氣專取潤補之力虛弱畏辛氣者用之大妙○歸鬚力薄其氣不升且能宣絡不似歸身之辛溫上升也白芍

苦酸微寒入肝脾血分為肺之行經葯瀉肝火和血脉收陰氣歛逆氣緩中退熱其收降之性又能入血海治一切血病脾熱易飢○赤芍瀉肝火散惡血利小腸白補而歛赤散而瀉白益脾能於土中瀉木赤散邪能行血中之滯

金毛狗脊 苦甘溫堅腎滋肝益血養氣能除風寒溼補

淫羊藿 見命門補

熟地 見腎補

生地 見腎

枸杞子 甘微溫滋補肝腎而潤生精助陽去風明目利大小腸

續斷 苦辛微溫補肝腎通血脉理筋骨煖子宮縮小便止遺洩破瘀血治金瘡折跌補而不滯行而不洩

何首烏 苦甘溫補益肝腎濇精氣養血化虗痰烏鬚髮消癰腫療瘧痢

補陰而不滯不寒强陽而不燥不熱為調和氣血之聖葯久服延年製用

菟絲子 見腎補

覆盆子 甘酸溫而性固濇補益肝腎固精明目起陽痿縮小便强腎無燥熱之偏固精無凝滯之害○葉絞汁治目弦蟲除膚赤

棗仁 見胆補

杜仲 甘溫微辛入肝經氣分潤肝燥補肝虛又兼補腎能使筋骨相着補腰膝

萸肉 見腎補

白糖 見脾補

韭子 見腎補

冬瓜子 見脾寒注

胡麻 甘平補肝腎填精髓潤五臟涼血益血療風解毒滑腸按胡麻有四稜六稜七八稜之別因地土肥瘠而然八稜者名巨勝子舊說胡麻即脂麻脂俗作芝而近時名家方論胡麻與黑

芝麻往往並用則明是二物矣○芝麻功用畧同皮肉俱黒徽州產者良○麻油涼血生肌滑胎療瘡○亞麻即壁虱胡麻甘微溫氣惡不堪食治大風瘡癬

雞 甘溫屬木補虛溫中動風煮汁性滑而濡○烏骨雞甘平屬水能益肝腎退熱補虛治肝腎血分之病○雄雞冠血治中惡驚忤塗口眼歪斜用老者○雞蛋甘平補益氣血散熱止嗽痢○哺雞蛋殼敷瘡毒○蛋内白皮治久咳結氣○雞屎白微寒下氣消積通利大小便治蠱脹米癥

牛筋 補肝强筋益氣力續絕傷

羊肝 青色者補肝明目○膽苦寒點目良

阿膠 見肺補

桑螵蛸 見腎補

鱉甲 鹹寒屬陰入肝補陰除熱散結

軟堅治肝經血分之病為瘧家要藥。

吐鐵 甘酸鹹寒補肝腎益精髓

鱉肉涼血補陰治瘧痢忌莧菜勿同食

(和)

三七 見胃和

川芎 見胆和

澤蘭 見脾和

鬱金 見肺和

廣木香 見三焦和

延胡索 辛苦溫入肺脾心包肝能行血中氣滯氣中血滯活血利氣治諸痛生用破血酒炒調血

青蒿 苦寒芬芳入肝胆血分除骨髓蒸熱陰分伏熱清暑解穢明目治鬼瘧用子

玫瑰花 氣味甘平香而不散肝病用之多效蒸露尤佳

牛膝 見腎和

甘菊花 甘苦微寒能益肺腎以制心火而平

肝木祛風除熱明目散濕痺花小味苦者名苦薏非真菊也

益母草 見心包和

萆薢 見胃和

菝葜 見胃和

鉤藤 甘微苦微寒除心熱主肝風相火之病風靜火息則驚癇眩暈斑疹諸症自平祛風而不燥中和之品久煎則無力

蒲黃 見心包和

白蒺藜 辛苦温散肝風而瀉肺氣勝濕凉血破血炒熟去刺亦能補陰

夏枯草 辛苦微寒散肝經之鬱火解内熱散結氣消癭治目珠夜痛久服傷胃

木蝴蝶 治肝氣諸書不載近多用之盍取木喜疎散蝴蝶善動之意爾

柏子仁 見心和

沉香 見命門和

五加皮 辛苦温順氣化痰堅腎益精養肝祛

風勝濕逐皮膚痰血瘀筋骨拘攣有火者勿服

血竭 見心和

琥珀 甘平入心肝血分又能上行使肺氣下降而通膀胱從鎮墜藥則安心神從辛溫藥則破血生肌從淡滲藥則利竅行水亦治目疾

橘葉 行肝氣治癰散毒絞汁飲

木瓜 酸濇而溫和脾理胃歛肺伐肝化食止渴調營衛利筋骨去濕熱消水脹氣脫能收氣滯能和酸收太甚多食病癃閉

薺菜 見通行和

金 見心和

銀 見心和

鐵 辛平鎮心平肝定驚療狂解毒○鐵屑鐵精鐵繡鐵華大抵皆借金氣以平木墜下無他義也○針砂消水腫散癭瘤

銅綠 酸平吐風痰去風熱止金瘡血殺蟲療疳損血色青入肝

專主東方之病

紫石英 見奇經和

青塩 見腎和

絳礬 入血分能伐肝木而燥脾濕

五靈脂 甘温純陰氣味臊惡入肝經血分通利血脉生用散血炒用止血除風殺蟲化痰消積治氣血諸痛一切血病北地有鳥名號寒蟲此其屎也酒飛去砂石用

猪肝 入肝諸血藥中用之以為向導則可若作膳常食有損無益

殭蚕 見肺和

烏賊骨 鹹温入肝腎血分通血脉祛寒濕治血枯澁瀉痢○墨魚肉酸平益氣通經

龍骨 見心和

龍齒 濇平屬木主肝鎮心安魂治驚癇癲疾

髮 苦平入肝腎兼能去心竅之血補陰凉血消瘀治諸血病及驚癇皂角水洗煆

胎髮尤良能補衰涸

(攻)**莪术** 辛苦温主一切氣能通肝經聚血破血行氣攻積通經

三稜 苦平力峻入肝經血分破血中之氣散一切血瘀氣結消堅積

姜黃 見脾 攻

紅花 辛甘苦温入肝經破瘀活血潤燥消腫過用能使血行不止○臙脂活血解痘毒○絳緯署得紅花之力可以養血而又借蚕絲以行經絡虛而血滯者用之最宜

南星 辛苦温燥入肝脾肺治風散血勝濕除風痰性緊毒而不守能攻積拔腫墮胎得防風則不麻製用○胆星用黃牛胆汁和南星末入胆中風乾功用同

大戟 見通 行攻

大黃

見胃攻**茜草**見心包攻**紫葳花**見心包攻**皂角**見肺攻**桃仁**苦平微甘緩肝氣泄血滯通大腸血秘治血燥經閉熱入血室無瘀慎用泡去皮尖炒研○桃花苦平專於攻決下水除痰消積聚利二便療瘋狂千葉者勿用○桃葉苦平殺蟲發汗○桃子辛酸甘熱微毒多食有熱生癰癤有損無益○桃梟苦微溫辟邪**青皮**辛苦溫沉降氣烈入肝胆氣分疏肝瀉肺破積消痰最能發汗引諸葯至厥陰之分蕪入脾下飲食**雄黃**辛溫獨入厥陰氣分摟肝氣散肝風能化血為水燥濕殺蟲解百毒○雌黃功用畧同○薰黃最劣不堪用**礞石**甘鹹重墜入肝能平肝下氣為治頑

瘀結癖之神葯製用

花蕋石酸濇平專入肝經血分能化瘀血為水下死胎止金瘡出血

夜明砂辛寒肝經血分葯活血攻血消積明目

蝱蟲見通行攻

蜈蚣辛溫有毒入肝善走能散去風殺蟲治臍風驚癇蛇癥

蝎甘辛有毒屬木去風治諸風眩掉一切厥陰風木之病去足焙用○蝎梢蝎之尾也功用相同其力尤緊

穿山甲見通行攻

(散)**天麻**辛溫入肝經氣分通血脈疏痰氣治諸風掉眩煨用

秦艽苦辛燥濕散風活血去腸胃濕熱疏肝胆滯氣治一切濕勝風淫之症

前胡辛甘苦寒暢肺

理脾解膀胱肝經熱邪性陰而降功專下氣氣下則火降而痰消能除實熱專治肝胆經風痰**柴胡**見胆散**羌活**見膀胱散**防風**見膀胱散**荊芥**辛苦溫芳香升浮入肝經氣分兼行血分發汗散風濕通利血脉助脾消食能散血中之風清熱散瘀破結解毒為風病血病瘡家要葯風在皮裏膜外者宜之○穗善升發炒黑治血**薄荷**見肺散

(寒)**苦參**見腎寒**黃連**見心寒**胡連**見心寒**龍胆草**大苦大寒沉陰下行入肝胆而瀉火兼入膀胱腎經除下焦濕熱酒浸亦能外行上行**紫**

草 甘鹹寒性滑入肝心包血分涼血活血通二便或用茸取其初得陽氣以發痘瘡

丹皮 辛苦微寒入心腎心包肝膽瀉相火功勝黃柏和血涼血而生血去瘀除熱退無汗之骨蒸

青黛 見通行寒

射干 見肺寒

車前子 見膀胱寒

槐實 見大腸寒

女貞子 甘苦涼益肝腎除火純陰至静必陰虛有火者方可用按女貞冬青古作二種實一物也

蘆薈 大苦大寒涼肝鎮心功專清熱殺蟲治驚癇濕癖波斯國木脂也

密蒙花 甘而微寒潤肝燥專治目疾

秦皮 苦寒性濇除肝熱治風濕諸痹止痢解天蛇毒

蕤仁 甘微寒消風清熱和肝明目破結痰除痞

氣

川楝子 苦寒瀉肝火導小腸膀胱之濕熱因引心包相火下行利小便治疝殺蟲去核用川産良○根大苦逐蚘利大腸治瘡毒

地骨皮 見肺寒

老鼠刺 甘微苦涼益肝腎止渴祛風

竹茹 見胃寒

天竹黃 見心寒

硃砂 見心寒

代赭石 苦寒入肝與心包血分除血熱養血鎮虛逆製用

空青 甘酸寒益肝明目利水真者絕少

犀角 見胃寒

牛黃 甘涼清心入肝解熱利痰涼驚通竅治痰熱驚癇胎毒諸病中風入臟者用以入骨追風若中腑中經者用之反引風入骨莫之能出○犀牛之黃稱犀黃真者能透指甲如非犀牛功力遠遜

羚羊角 苦鹹寒屬木入肝肺心清肝祛風瀉邪熱散血下氣解毒

猪胆汁 見心寒

熊胆 見心寒

兎肝 瀉肝熱明目

蚺蛇胆 見脾寒

牡蠣 鹹微寒濇體用皆陰入肝腎血分軟堅化痰收脫斂汗清熱補水固腸利濕止渴

蛤粉 與牡蠣同功。蛤蜊肉鹹冷解酒。文蛤兼能除煩利小便

石决明 鹹涼除肺肝風熱治骨蒸瘵瘍疽明目通淋

真珠 見心寒

(熱)

蘄艾 見通行熱

肉桂 辛甘純陽大熱入肝腎血分補命門相火之不足能抑肝風而扶脾土引無根之火降而歸元治痼冷沉寒疏通血脉發汗去營衛風寒

吳

茱萸 辛苦大熱疏肝燥脾溫中下氣除濕去痰解鬱殺蟲開腠理逐風寒治衝脉為病氣逆裡急性雖熱而能引熱下行利 **炮姜** 大腸壅氣下產後餘血湯泡去苦汁用 見通行熱

手太陽小腸

（補）**生地** 見腎補 **猪脬** 治疝氣遺溺

（和）**砂仁** 見脾和 **紫菀** 見肺和 **楡白皮** 見大腸和 **赤茯苓** 見脾和注 **赤小豆** 見心和 **赤石脂** 見大腸和 **雞肫皮** 甘平性澁

能除熱消水穀通小腸膀胱治瀉痢崩帶食癧諸病男用雌女用雄

（寒）

白鮮皮 見脾 寒

漏盧 見胃 寒

瞿麥 苦寒而性善下降心火利小腸逐膀胱邪熱破血利竅決癰明目通經治淋

燈心 見心 寒

鮮生地 見腎 寒

木通 辛甘淡平上通心包下通大小腸膀胱降心火而因清肺熱導諸濕熱由小便出蕪通大便利九竅血脉閼節治上中下三焦火症及脾熱好眠

海金沙 甘寒淡滲專除小腸膀胱血分濕熱治腫滿通淋

車前草 見膀胱 寒注

川楝子 見肝 寒

梨 見肺 寒

足太陽膀胱

(補)紫河車 見通行補

(和)烏藥 見肺和　榆白皮 見大腸和　猪苓 苦甘淡平入膀胱腎升而能降利濕行水與茯苓同而泄更甚利竅發汗解濕熱　茯苓 見脾和　琥珀 見肝和　雞肫皮 見小腸和　蚕繭 甘温能瀉膀胱相火引清氣上朝於口止消渴去蚕蛹用

(攻)葶藶 見肺攻　防己 見通行攻

散

前胡 見肝散

羌活 辛苦性溫氣雄入膀胱當遊風兼入肝腎氣分搜風勝濕治督脉為病周身百節痛

防風 辛甘微溫搜肝瀉肺散頭目滯氣經絡留濕主上焦風邪膀胱經症又為脾胃引經

藁本 辛溫去風勝濕之藥同葱白用能行周身雄壯為膀胱經風藥寒鬱本經頭痛連腦者必用之治督脉為病脊強而厥又能下行去寒濕

麻黃 見肺散

桂枝 見肺散

寒

知母 見腎寒

龍膽草 見肝寒

白鮮皮 見脾寒

瞿麥 見小腸寒

茵陳 苦寒燥濕勝熱入膀胱經發汗利水以泄脾胃之濕熱治黃疸陽黃

之君藥

花粉見胃寒

木通見小腸寒

澤瀉甘鹹微寒瀉膀胱及腎經火邪利小便功專利濕行水治一切濕熱之病濕熱除則清氣上行故又止頭旋能損目

海金沙見小腸寒

車前子甘寒清肺肝風熱滲膀胱濕熱利水而固精竅○車前草甘寒涼血去熱通淋明目能解肝與小腸之濕熱須取葉用

地膚子甘苦寒入膀胱除虛熱利水通淋治瘡疥○葉作湯浴去皮膚風熱丹腫洗目除雀盲

石葦苦甘微寒清肺熱以滋化源通膀胱而利水濕善能通淋○瓦葦治淋亦佳

黃柏苦寒微辛沉陰下降瀉膀胱相火為足太陽引經藥除濕清熱退火而固腎治

癰瘻骨蒸瀉痢諸瘡尺脉有力者方可用生用降實火炒黑止崩帶酒製治上蜜製治中鹽製治下

川楝子 見肝寒

滑石 淡寒滑膀胱經本葯亦入肺清其化源而下走膀胱以利水通六腑九竅精液除上中下三焦濕熱消暑降火蕩熱滲濕

手少陰心

(補)

黃精 見通行補

玉竹 見肺補

丹參 味苦氣降入心與包絡去瘀生新調經補血治血虛血瘀之症

當歸 見肝補

益智仁 見脾補

生地 見腎補

棗仁 見胆補

大棗 見通行補

龍眼肉 見脾補

蓮子

甘平而濇能交心腎安君相火邪濇精氣厚腸胃兼治女人一切血病○蓮心苦寒清心去熱取此

黑豆 見腎 補

猪心血 以心歸心以血導血用作補心葯之向導義盖

亀板 見腎 補

和 **甘草** 見通 行和

遠志 苦辛溫入心能通腎氣上達於心而交心腎洩熱行氣散鬱利竅豁痰兼治癰疽去心用

鬱金 見肺 和

連翹 苦微寒性升入心心包而瀉火兼除三焦大腸胆經濕熱能散諸經血凝氣聚利水殺蟲為十二經瘡家要葯多服減食

甘菊花 見肝 和

鈎藤 見肝 和

石菖蒲 辛苦溫香而散

開心孔利九竅去濕除風消痰積治驚癇療熱閉胸膈解毒殺蟲多用獨用耗散氣血或用米泔浸飯鍋內蒸則臻於中和矣犯鐵器令人吐逆

松花 見肺和

柏子仁 辛甘平氣香性潤透心脾滋肝腎養血止汗除風濕助脾藥中惟此不燥

合歡皮 見通行和

乳香 見通行和

血竭 甘鹹平性急入心肝血分散瘀生新和血斂瘡和

安息香 辛香苦平入心經安神去祟行血下氣安息國名也

茯苓 見脾

赤茯苓 見脾和注

茯神 主治與茯苓同而入心之用居多安魂養神療心虛驚悸○黃松節即茯神心木療筋攣偏風心掣健忘

琥珀 見肝和

蓮鬚

見腎和

百合 見肺和

小麦 甘微寒養心止血除煩利溲○浮小麦鹹涼止汗涼心退熱○麩皮甘寒與浮麦同性醋拌蒸熨滯氣痺痛○麩筋甘涼解熱和中

赤小豆 甘酸平色赤入心性下行而通小腸行水散血清熱解毒敷瘡通乳汁下胞胎最滲精液不宜久服○相思子苦平研服能吐邪氣及蠱毒

金 辛平有毒鎮心肝安䰟魄治驚癇風熱之病

銀 功用與金相同

食塩 見腎和

龍骨 甘平澀入心肝腎大腸能斂浮越之正氣澀腸益腎安䰟鎮驚固精止汗定喘解毒皆澀以止脫之義

龍齒 見肝和

髮 見肝和

(散)

桔梗 見肺散 **細辛** 見腎散 **麻黃** 見肺散 **冰片** 見通行散

(寒)

黃連 大苦大寒入心瀉火鎮肝涼血燥濕開鬱能消心竅惡血亦瀉脾火酒炒治上焦火姜汁炒治中焦火鹽水炒治下焦火

胡連 性味功用並似黃連治小兒潮熱五疳解吃烟毒

川貝母 見肺寒

黃芩 苦寒入心勝熱折火之本瀉中焦實火除脾家濕熱為中上二焦之藥亦治邪在少陽往來寒熱中空者名枯芩佐梔子瀉肺火中實者名條芩瀉大腸火

白茅根 見脾寒

丹皮 見肝寒

麥冬 見胃寒

瞿麥 見小腸寒

燈心 甘淡微寒降心火利小腸清肺熱通氣止

血利水

大青見胃寒

鮮生地見腎寒

射干見肺寒

山豆根大苦大寒瀉心火以保肺金去肺大腸之風熱消腫止痛治喉齒瘡痔諸疾解葯毒療人馬急黃

梔子苦寒入心瀉心肺之邪熱使之下行由小便出解三焦鬱火最清胃脘之血內熱用仁表熱用皮

蘆薈見肝寒

竹葉辛淡甘寒專涼心經亦清脾氣消痰止渴除上焦煩熱

天竹黃甘微寒涼心去風熱利竅豁痰鎮肝功同竹瀝而性和緩治中風驚癇南海大竹內黃粉也

石蓮子苦寒清心開胃去濕熱

梨見肺寒

黃丹鹹寒沉陰內用鎮心安魂墜痰消積殺蟲外用解熱

拔毒去瘀長肉。鉛粉主治畧同。

硃砂 甘涼體陽性陰心經血分藥鎮心而瀉邪熱定驚清肝祛風解毒治癲狂下死胎多服令人呆悶細研水飛如火煉則有毒服餌常殺人或用原塊辰砂綿裹入藥同煎最妙

犀角 見胃 寒

牛黃 見肝 寒

羚

羊角 見肝 寒

猪胆汁 苦寒入心勝熱潤燥瀉肝胆之火兼能明目療痔醋和灌穀道治大便不通

象牙 甘涼清心腎之火療驚悸骨蒸痰熱瘡毒剉屑煎服

熊胆 苦寒涼心平肝明目殺蟲治驚癇塗痔

繰絲湯 抑心火治消渴

真

珠 甘鹹寒入心肝二經鎮心安魂瀉熱墜痰拔毒生肌

（熱）桂心 見脾熱　炮姜 見通行熱

足少陰腎

（補）巴戟天 甘辛微溫入腎經血分強陰益精散風濕去心用

金毛狗脊 見肝補

肉蓯蓉 甘酸鹹溫入腎經血分補命門相火潤五臟益精血滑腸 草蓯蓉功用與瑣陽相仿力稍劣

冬蟲夏草 見肺補

熟地 甘微溫入足三陰經滋腎補肝封填骨髓亦補脾陰利血脉益真陰除痰退熱止瀉治一切肝腎陰虧虛損百病為壯水之主葯兼散劑亦能發汗兼溫劑又能回陽按製熟地宜九蒸九晒

蓋多蒸則不滯多晒則氣温水裏陽生之義也若一蒸便用絕不見日則與煎劑用生地何異

生地

苦甘寒沉陰下降入心腎肝心包小腸養陰退陽涼血生血治血血虛内熱能交心腎而益肝胆熱能行水佐歸身解火鬱

續斷

見肝補

枸杞子

見肝補

沙苑蒺藜

苦温補腎强陰固精明目

何首烏

見肝補

菟絲子

甘辛温入肝脾腎强陰益精温而不燥補衛氣助筋脉祛風進食治精寒餘瀝腎經多火者勿用

五味子

見肺補

覆盆子

見肝補

桑椹

甘酸温入腎補水生津利水烏鬚

萸肉

酸濇微温固精秘氣補腎温肝强陰助陽而通九竅

蕪能發汗去核用

杜仲 見肝補

芡實 見脾補

蓮子 見心補

栗 鹹溫厚腸胃補腎氣能解羊羶

甘藷 見脾補

韭菜 辛溫微酸溫脾益胃助腎補陽固精氣煖腰膝散瘀血停痰入血分而行氣解毒○韭汁胃脘上口有積血妨碍飲食者此能除之每用少許頻服久服甚效

韭子 辛甘溫補肝腎助命門煖腰膝

胡麻 見肝補

黑豆 甘寒補腎鎮心明目利水除熱去風活血解毒利大便○馬料豆尤補腎料豆皮能止盜汗

豇豆 甘鹹平補腎益氣理中健胃和五臟調營衛生精髓解鼠莽毒豆為腎穀宜此當之

刀豆 甘溫下氣益腎歸元溫中利腸胃止呃逆

磁石辛鹹冲和能引肺氣入腎補腎除熱去怯通耳明目製用漬酒良**烏骨雞**見肝補注**鴨**補見肺**雀**甘温壯陽益精髓縮小便○雀卵酸温益精血治男子陰痿女人血枯**鴿石燕**甘温壯陽益氣補精髓縮小便浸酒服佳**鹿角**鹹温熱膠煉霜功專滋補益腎強骨生精血能通督脉生用散熱行血辟邪能逐陰中邪氣惡血治夢與鬼交○麋角功用相仿而温性差減○鹿筋治勞損續絕○鹿峻鹿精也大補虛勞**牛髓**補中填骨髓煉用**羊乳**見大腸補**羊腰子**益精助陽○脛骨入腎而補骨燒灰擦牙良**猪肉**鹹寒療腎氣虛竭潤腸胃生精液陽事弱

者不宜食能生濕痰招風熱皮有毒頭肉尤甚○腦治頭風損陽道○蹄通乳汁○懸蹄甲治痰喘瘡痔○尾血治痘瘡倒靨○腰子鹹冷而通腎治腰痛耳聾

狗肉 見脾補

海狗腎 鹹熱固精壯陽治陰痿精寒

桑螵蛸 甘鹹平入肝腎命門益精氣固腎治虛損遺濁陰痿通淋縮小便用桑樹上者若生非桑樹以桑皮佐之

魚鰾 煖精種子

海馬 甘溫煖水臟壯陽道治氣血痛消瘕塊

海參 甘溫補腎益精壯陽療痿

龜板 鹹寒至陰通心入腎補陰清熱治一切陰虛血弱之症能通任脈自死敗龜良熬膠更勝○龜尿走竅透骨染鬚髮治啞聾

蛤蚧 見肺補

吐

鐵 見肝補

秋石 鹹平滋腎水潤三焦退骨蒸軟堅為滋陰降火之葯煎煉失宜反生燥渴之患

和

遠志 見心和

砂仁 見脾和

牛膝 苦酸平入肝腎能引諸葯下行散惡血療心腹痛治淋墮胎出竹木刺酒浸蒸則甘酸而溫益肝腎強筋骨

甘菊花 見肝和

猴姜 苦溫堅腎行血治折傷骨瘻擦牙良

柏子仁 見心和

金櫻子 酸濇平固精秘氣治精滑固腸性濇而不利於氣熬膏則甘全失濇味矣

烏藥 見肺和

五加皮 見肝和

石楠葉 辛苦平散風堅腎利

筋骨皮毛為祛風通利之葯

猪苓 見膀胱和

橘核 治疝痛腰腎冷痛

蓮鬚 甘平而濇清心通腎益血固精

小茴香 見胃和

罌粟殼 見肺和

鉛 甘寒屬腎墜痰解毒安神明目殺蟲而傷心胃

青鹽 甘鹹寒入肝腎助水臟平血熱散肝經風熱功同食鹽而更勝

食鹽 甘鹹辛寒補心入腎泄肺潤下走血勝熱潤燥軟堅通大小便堅筋骨涌吐醒酒解毒殺蟲多食傷肺損津血動腎氣闢精閑

九香蟲 見脾和

桑寄生 苦甘堅腎和血舒筋絡散風濕

烏賊骨 見肝和

龍骨 見心和

髮 見肝和

（攻）**甘遂** 見通行攻

（散）**獨活** 辛苦微溫氣緩入腎經氣分善搜伏風兼能去濕治頭痛目眩齒痛痙痺疝瘕諸症

羌活 見膀胱散

細辛 辛溫性烈腎經本葯心經引經葯散風寒浮熱溫經發汗能行水氣以潤腎燥專治少陰經頭痛北產者良

（寒）**元參** 苦鹹微寒純陰入腎瀉無根浮游之火凡相火上炎之症用此壯水以制之

苦參 大苦大寒沉陰主腎燥濕勝熱養肝胆利九竅祛風逐水解毒殺蟲

龍胆草 見肝寒

知母 辛苦寒滑入肺腎二經氣分瀉膀胱邪熱下焦有餘之火

使相火不炎肺金清肅兼瀉胃熱潤燥滋陰利二便滑腸傷胃**丹皮**見肝寒**萹蓄**苦平利小便去濕熱通淋殺蟲**鮮生地**苦微甘大寒入心腎瀉小腸丙火亦清胃大腸火平諸血逆治熱毒痢疾腸胃如焚瘟疫痘症諸大熱**天冬**見肺寒**旱蓮草**甘酸寒補腎固齒涼血止血**澤瀉**見膀胱寒**黃柏**見膀胱寒**女貞子**見肝寒**地骨皮**見肺寒**老鼠刺**見肝寒**蒲公英**見胃寒**敗醬**見心包寒**猪膚**古注性寒味甘治咽痛猪水畜也其氣先入腎解少陰客熱膚者肌膚之義宜用燖豬皮上黑膚也按儀禮注云膚豕肉也惟燖者

有膚𤎬字本作燖訓為火熱又云火熟物也攄此則明是取猪肉火炙而用其皮上燒焦之膚皮矣乃有用生猪皮者大謬

象牙 見心寒　**牡蠣** 見肝寒　**蛤粉** 見肝寒

(熱)

蘄艾 見通行熱　**丁香** 見胃熱　**沒石子** 苦溫入腎濇精固氣強陰助陽烏鬚髮

原蚕蛾 氣熱固精強陽用雄者

命門

(補)

滛羊藿 辛香甘溫入肝腎補命門益精氣堅筋骨治絕陽不興絕陰不產

瑣陽 甘溫補陰益精興陽潤燥滑腸 **肉蓯蓉** 見腎補 **益智仁** 見脾補 **蛇牀子** 見三焦補 **仙茅** 辛熱助命火益陽道明耳目補虛勞煖筋骨治失溺心腹冷氣精寒者宜之製用 **胡桃** 見肺補 **韭子** 見腎補 **陽起石** 鹹溫補命門治陰痿精乏之子宮虛冷真者難得 **鹿茸** 甘鹹溫補右腎精氣煖腎助陽添精補髓健骨治一切虛損酥炙用○麋茸功用相仿溫性差減 **桑螵蛸** 見腎補

(和) **沉香** 辛苦溫入右腎命門煖精助陽溫中平肝下氣而墜痰涎降而能升故又

理氣調中陰虛者勿用磨汁服

（攻）**牽牛子**見肺攻

（熱）**破故紙**辛苦大溫入心包命門補相火以通君火煖丹田壯元陽能納氣歸腎

附子見通行熱

天雄附子細長者為天雄大燥回陽補下焦腎命陽虛逐風寒濕為風家主藥發汗又止陰汗

胡蘆巴苦溫純陽入命門煖丹田壯元陽治腎臟虛冷除寒濕

肉桂見肝熱

川椒見肺熱

大茴香辛溫煖丹田補命門開胃下食調中止嘔治寒疝

石硫黃見大腸熱

奇經八脈

（補）當歸見肝補　白芍見肝補　鹿角見腎補　牛髓見腎補

猪脊髓補虛勞益骨髓治脊痛除蒸　龜板見腎補

（和）川芎見胆和　澤蘭見脾和　廣木香見三焦和　香附見通行和

紫石英甘辛溫重鎮怯潤去枯治心神不安肝血不足走衝任二經煖子宮療女子血海虛寒不孕火煅醋淬研末水飛

（攻）王不留行甘苦平陽明衝任血分之葯其性行而不住通血脉除風利便

治金瘡癰疽出竹木刺

桃仁 見肝攻

(散)

升麻 見脾散

柴胡 見胆散

羌活 見膀胱散

藁本 見膀胱散

(寒)

白微 苦鹹寒陽明衝任之葯利陰氣清血熱調經

(熱)

附子 見通行熱

吳茱萸 見肝熱

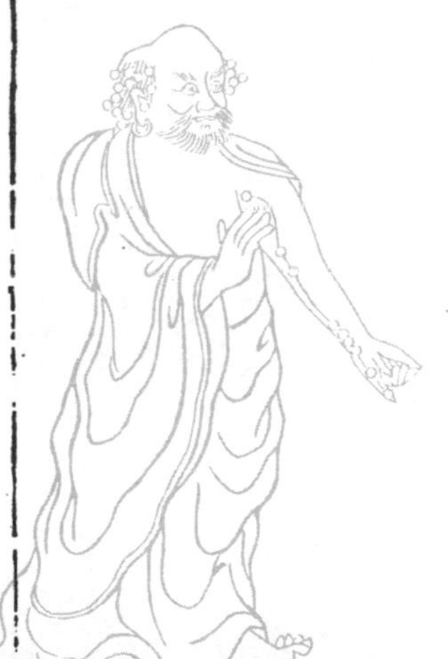

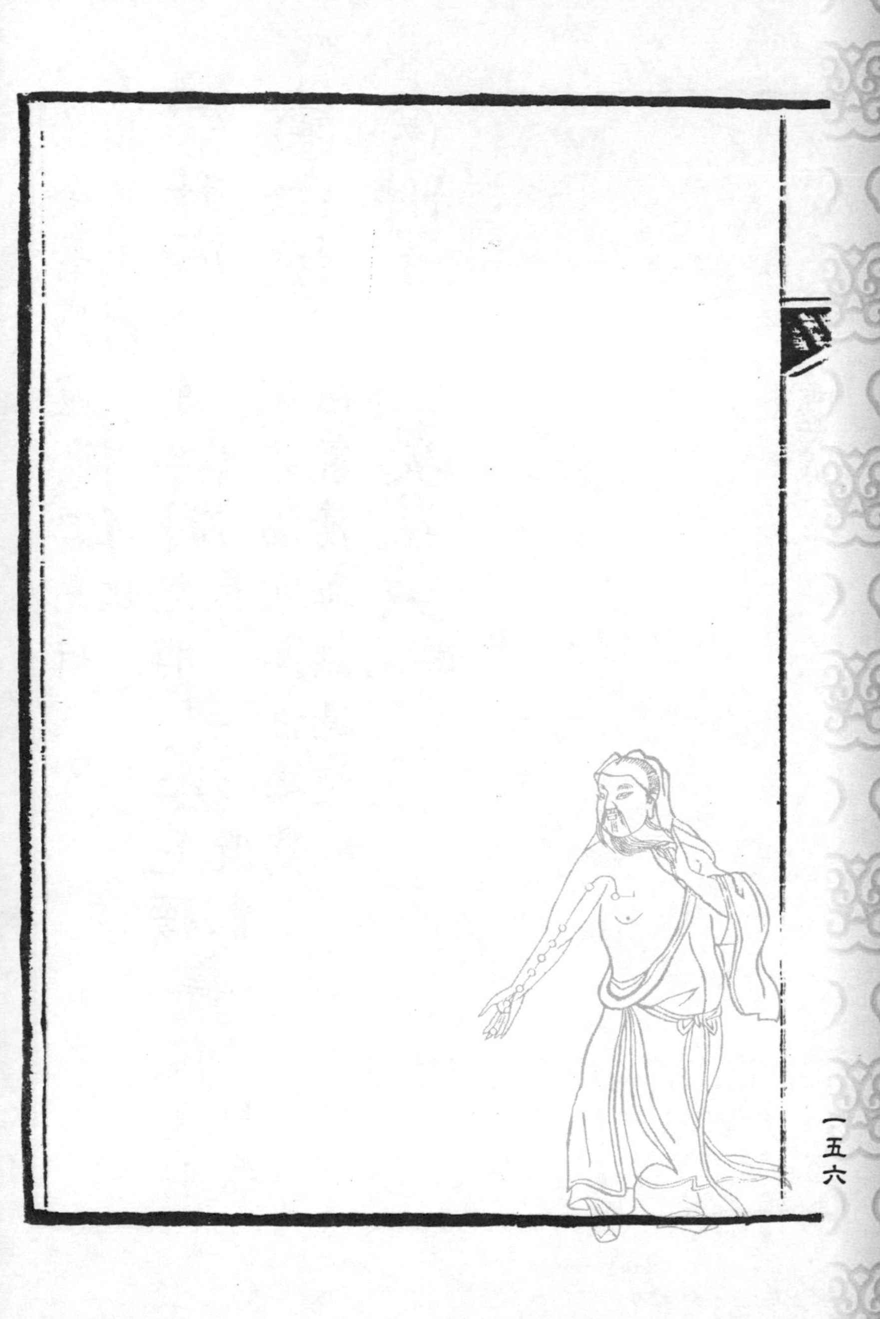

不循經絡雜品

(補)旋蕌 即旋花甘辛溫補勞損益精氣主續筋凡筋斷者取旋蕌根搗汁瀝入仍以渣敷之日三易須令斷筋相對半月後即相續如故蜀兒奴逃走多刺筋以此續之百不失一

南燭 苦酸濇平補陰止泄除睡○子酸甘平補陰固精

榛子 甘平調中益氣開胃實腸

南瓜 甘溫補中益氣同羊肉食則壅氣

棗 甘溫益氣補中多食作煩熱

稷 甘平益氣和中

粱 甘益氣和中除煩利便黃粱平白粱青粱微涼

小米 鹹淡微寒補虛損益丹田開脾胃利小便

秫 甘微寒益陰治肺瘧及食鵝鴨

成癥陰虛不眠

穇子 甘濇補中益氣厚腸胃

高粱 甘溫而濇溫中濇腸胃黏者與粟米同功

玉蜀黍 甘平調中開胃

菰米 甘冷解熱調腸胃救荒

東廧子 甘平益氣堅筋骨

蓬草子 酸濇平作飯無異粳米有黃蓬青科飛蓬三種

菵草米 甘寒去熱利腸胃益氣力

蒒草子 甘平補虛溫腸胃止嘔逆

稗 辛甘苦微寒益氣宜脾

粥 糯米秫米黍米甘溫益氣治脾胃虛寒粳米秈米粟米粱米甘平益氣養脾胃利小便止煩渴按粥飲之化痰甚易晨食行陽不致成痰晚食行陰即易成痰也

蚕豆 甘濇溫補中益氣濇精實腸

雉雞 酸甘微寒補中

益氣止泄痢治蟻瘻**油鴨**甘平補中益氣**斑鳩**甘平益氣明目治噎**牛皮膠**甘平補陰潤燥治血症癰疽通大便虛熱人宜之**驢肉**甘凉補益氣血治勞損○驢溺辛寒殺蟲治反胃噎膈須熱飲**田雞**甘寒解熱毒利水消腫補虛損產婦尤宜**鰱魚**甘溫溫中益氣發瘡**勒魚**甘平開胃煖中作鯗尤良**石首魚**甘平開胃益氣○白鯗消宿食理腸胃治下痢腹脹炙食能消瓜成水**鰣魚**甘平補虛勞**鯧魚**甘平益氣力**鯽魚**甘溫諸魚屬火獨鯽魚屬土和胃實腸行水**鯿魚**甘溫調胃助脾利五臟和芥食能助肺氣去胃風**鯔魚**甘平開胃

利五臟與百藥無忌

草魚　甘溫煖胃和中發瘡

青魚　甘平益氣力治脚氣脚弱○胆苦寒瀉熱治目疾喉痺療魚骨哽

鯉魚　甘平下水氣利小便○胆苦寒明目○骨療魚骨哽

烏魚　甘寒祛風下水利腸○胆苦甘治喉痺

銀魚　甘平寬中健胃

泥鰍　甘平煖中益氣醒酒收痔

鰻　甘平補虛損去風殺蟲治骨蒸勞瘵海鰻同

蝦　甘溫托痘瘡壯陽道吐風痰動風熱

海蝦　甘鹹平祛風殺蟲

蟶　甘鹹平補虛去煩熱主冷痢

江珧柱　甘鹹微溫下氣調中利五臟消宿食

西施舌　甘鹹平益精潤臟腑

(和)三柰 辛温煖中辟惡治寒濕蟲牙

路路通 形似楊梅而較大刺長尖銳入火薰之幽香清烈顧名思義宜為表散葯中之向導也古書不載近多用之

落得打 甘平行血止血治跌打金瘡用根

孎酣草 辛温芳香和中辟惡

木棉 甘温治血崩金瘡或棉或布燒灰用○花油即术棉子油辛熱微毒治瘡疥損目○花甘平除熱解毒養血療風治血痢瘡毒寬膨性極中和多用乃效○藤葉名忍

銀花 冬性同

管仲 苦微寒解邪熱之毒去瘀軟堅殺蟲浸水缸中日飲其水能解時疫

玉簪 辛甘寒解一切毒下骨哽損齒極速

茵芋 辛苦微温治風濕拘攣痺痛炙

用

莽草 辛苦溫去風濕治頭風癰腫製用

卷柏 生用辛平破血治淋結炙用辛溫止血治腸風

豨薟草 苦辛生用寒熱用溫長於去風濕治麻痺而能燥血並不補益酒拌蒸晒九次

天仙藤 苦溫疏氣活血治妊娠水腫

土連翹 苦溫治風寒濕痺撲損疼痛

月月紅 甘溫活血消腫

地錦 辛平通流血脈散血止血

烟 辛溫行氣辟寒治山嵐瘴霧其氣入口不循常度頃刻而周一身令人通快然火氣薰灼耗血損年○烟筒中水解蛇毒

松香 苦甘溫燥祛風去濕化毒生肌入葱管內煑白用○松毛苦溫治風濕諸瘡生毛髮○松節苦溫燥治骨節間風濕能燥

血中之濕

紫檀香 鹹平入血分和血止血消腫毒

降香 辛溫辟惡止血療金刃傷

楓香脂 辛平調氣血解毒功與乳香相近

蘇合油 甘溫走竄通竅開鬱辟一切不正之氣殺精鬼

樟腦 辛熱香竄能於水中發火通竅除濕殺蟲

桑枝 苦平祛風利水治手足風寒濕痺

桑根 治小兒驚癇及斂鵝口瘡大效取東南行者研汁用

楮實 甘寒而利消水軟堅療骨哽○皮甘平行水○葉甘涼祛濕熱治痢

水楊 苦平行氣血取枝葉煎洗治痘瘡漿滯不起

西河柳 甘鹹平消疥癩風解毒亦散痧瘮熱毒

臭橘葉 辛溫解毒治下痢喉瘻

荔枝核

甘濇温散滯氣辟寒濕治胃脘痛形肖睪丸故亦治癩疝卵腫煆用○荔枝甘酸熱止呃逆多食發熱齦腫衄血○殼發痘瘡

石榴皮

酸濇而温濇腸止泄痢崩帶脱肛殺蟲烏鬚能戀膈成痰積未盡者勿服○石榴治瀉痢多食損肺壞齒○榴花千葉者治心熱吐血衄血

香團

苦甘酸辛下氣消食快膈化痰能去濁惡之氣治飲酒人口氣孕婦口淡不思食

花紅

酸濇甘温生津治洩精水痢多食發熱閉百脉

楊梅

酸甘温去痰止嘔消食生津和利五臟能滌腸胃除惡氣燒灰服斷下痢甚驗多食發熱衄血

萱草

甘微凉去濕熱通小便利胸膈明目○根利水氣治淋濁吐衄

慈姑

苦甘微寒行血能下石淋治百毒

胡荽辛溫香竄辟一切不正之氣發痘瘡療沙疹止頭痛通小腹氣及心竅消穀利腸○胡荽菜久食損精神令人多忘發腋臭

蘿蔔辛甘平生食升氣熟食降氣化痰消食散瘀制麪毒豆腐毒○菜辛苦溫功用畧同

胡蘿蔔甘平寬中下氣散滯

紫菜甘鹹寒軟堅消癭瘤積塊治熱氣煩塞咽喉

蓬蒿菜甘辛涼和中消痰利腸胃

蕹菜子甘平去風熱明目○花治久痢辟蚊蛾

白菜甘平利腸胃除煩消食下氣和中○黃芽菜尤益人

油菜辛溫散血消遊風丹腫○子功用畧同治產難○油能殺蟲

黃花菜甘微苦微

寒通結氣利腸胃

龍鬚菜 甘寒微鹹清熱消瘿利小便

葫蘆 甘平而滑利水消腫脹

茄子 甘寒而利散血寬腸動風發病能傷女人子宮○茄根散血消腫

香芋 甘辛寒熱食厚腸胃止熱嗽研水生服解葯毒

芋艿 辛平滑寬胃口通腸閉

炊單布 菜名也治墜馬及一切筋骨損或謂是久用炊布者非

香蕈 甘平破血治風○松蕈治溲濁不禁○土菌甘寒燒敷瘡疥

蘑菇 甘寒理氣化痰益腸胃

黃豆 甘溫寬中下氣利大腸消水腫瘂癰○豆油辛甘熱塗瘡疥

豌豆 甘平屬土治吐逆泄痢腹脹

黎豆 甘微苦溫益氣溫中

蕎麥 甘寒

降氣利腸治腸胃沉積

野麥 甘平滑腸可救荒

穬麥 甘微寒補中除熱

米醋 酸苦温散瘀除癥斂氣血消癰腫而損胃

自然銅 辛平主折傷續筋骨散瘀火煆醋淬甘草水飛

古文錢 辛平治目中障瘀橫產五淋亦可煮汁

密陀僧 辛平鎮驚刼痰止血消積殺蟲療腫毒滅瘢黶治瘡痔出銀坑今以傾銀爐底代之

白礬 酸鹹寒性濇而收燥濕涌涎化痰除風止血逼二便殺蟲除痼熱在骨髓生用解毒多服損心肺傷骨

綠礬 酸涼濇收能燥濕消積化痰利小便解毒殺蟲主治畧同白礬

煤炭 甘辛温治氣血痛及痰癇瘡傷中其毒者以冷水解之

無

名異甘鹹和血生肌治瘡傷石燕甘涼利竅行濕熱治淋帶目障石蟹鹹寒明目解金石藥毒立春節雨水甘平宜煎發散及補中益氣藥又立春清明二節貯水亦名神水浸造諸風脾胃虛損丹丸久留不壞小滿芒種白露三節雨水皆有毒造藥釀酒易壞飲之生脾胃疾梅雨水洗瘡疥滅瘢痕入醬易熱端午午時雨水宜造瘧痢瘡瘍蟲蠱諸丹丸神水端午午時有雨急伐竹竿中必有水名為神水甘寒清熱化痰定驚安神治心腹積聚及蟲病寒露冬至大寒小寒四節雨水宜浸造滋

補藥及痰火積聚蟲毒丹丸

臘日雨水 與寒露冬至大寒小寒雨水同

液雨水 立冬後十日為入液至小雪為出液能殺百蟲宜煎殺蟲消積之藥

霜 甘寒解酒熱敷痱瘡

臘雪水 甘寒治時行瘟疫傷寒火暍抹痱春雪有蟲不用

冰 甘寒治傷寒陽毒昏迷解燒酒毒

潦水 甘平宜煎調脾胃去濕熱之藥降注雨水為潦溢雨亦為潦

半天河 竹籬頭及空樹穴中水也甘微寒治鬼邪蠱毒洗瘡

東流水 性順疾速通膈下關蕩滌邪穢

逆流水 性逆而倒上宣吐痰飲

井水 甘涼清熱助陰平旦新汲者佳

醴泉 甘平治鬼氣邪穢及心腹痼疾

乳

穴水 近乳穴處流出之泉也甘温久服肥健能食體潤不老

玉井水 有玉山内之泉水也甘平久服體潤毛髮不白

温泉 辛熱微毒患癖疥風癩楊梅瘡者飽食入池久浴取汗

阿井水 甘鹹平性趨下清而且重治瘀濁及逆上之痰下膈止吐

泉水 出山岩間者是也甘平治霍亂煩閟嘔吐山有毒草惡石者不可用

海水 鹹微温有小毒浴風癬吐下宿食臚脹

地漿 甘寒陰中之陰治熱毒中暍解諸毒

生熟湯 調和陰陽治霍亂吐瀉

虀水 即作黃虀菜水也酸鹹吐痰飲宿食

桑柴火 能助藥力凡一切補藥諸膏宜此火煎之

櫟炭火 力緊宜煅

煉金石藥**烰炭火**力慢宜烹煎炙焙百藥丸散**蘆火**其力不強不損藥力宜煎一切滋補藥**竹火**與蘆火同**燈火**去風解毒通經惟麻油蓖子油燃者可用餘皆損目亦不治病**燈花**止血生肉敷金瘡治小兒夜啼**黃土**甘平治瀉痢熱毒兼解諸毒**東壁土**甘溫治瘟疫泄痢療瘡癬東壁得初日烘炙少火之氣壯取真火所照之土引真火發生之氣以補土勝濕或用南壁土取離火所照之氣用西壁土取西方收歛之氣皆借氣以補脾胃也**伏龍肝**多年灶心黃土對釜穴下者是也辛溫功專去濕亦能調中止血消腫催生**釜臍墨**辛溫止血消積治血

病蠱毒傷寒百草霜灶突上烟煤也辛溫止
陽毒塗金瘡血消積治血病及傷寒
陽毒口梁上塵辛苦微寒止血消積治噎膈
舌諸瘡中惡小兒軟瘡燒令烟盡篩
取末墨辛溫止血生鵝甘溫有毒發瘡動風
用肌塗癰腫火熏者尤甚○血治
反胃噎膈○蛋鴿鹹平解葯毒治瘡癬及人
甘溫補中益氣馬久患疥白色者入葯○
蛋解瘡毒痘毒○屎名左盤龍治白丁香苦
痞塊陰毒人馬瘡疥野鴿者尤良溫
微毒消積治疝瘕積脹象皮治金瘡長猫胞
瘡疽咽噤齒目諸病肌肉外用
甘酸溫治反胃吐食○猪獾甘酸半長肌肉
肉治勞疰鼠瘻蠱毒治勞熱水脹

狗獾甘酸平補中益氣小兒疳瘦者宜食之**獺肝**甘鹹溫殺蟲治傳尸癆瘵魚骨哽○肉甘鹹寒治骨蒸血熱便秘消陽氣**豭鼠矢**甘微寒治傷寒勞復陰易腹痛兩頭尖者為雄鼠矢○膽明目治聾○肉治兒疳鼠瘻**白蠟**甘溫止血生肌補虛續筋骨**原蠶砂**二蠶矢也辛甘溫去風燥濕治風濕諸病炒熨患處亦良**壁錢**即蟢子窠治喉痺蟲牙痛及瘡口不斂**緋帛**治惡瘡腫毒作膏用又敷小兒臍未落時腫痛○五色帛治墮馬及一切筋骨損撲盜汗**鱭魚**甘溫無毒發疥助火動痰**鱸魚**甘平有小毒和腸胃治水氣發瘡腫安胎**鱖魚**甘平無毒益氣

力補虛去腹内惡血小蟲治腸風瀉血、血

鮎魚 療水腫利小便治口眼喎斜非佳品也勿多食

黃顙魚 甘平微毒發瘡疥消水腫利小便反荊芥害人

河豚魚 甘温有大毒味雖美修治失法常殺人

比目魚 甘平無毒補虛益氣力多食動氣

金魚 甘鹹平治久痢

海蛇 鹹平治婦人積血小兒風疾

瓦楞子 甘鹹平消痰破血癖

人骨 治骨病臁瘡能接骨取焚棄者胎骨有毒服之傷生

臍帶 止瘧解胎毒斂臍瘡

指甲 性平治難產去目中翳障取孕婦指上者

口津唾 甘鹹平辟邪明目消腫毒

月水 鹹熱而毒解毒箭治女勞復○月經衣熨金瘡

血湧燒泥治虎狼傷及箭鏃入腹

袴襠洗汁治女勞復燒灰治陰陽易男病用女女病用男取近陰處者

攻**芫花**苦辛微寒行水破積聚癥瘕蕩滌腸胃飲食痰飲治傷寒溫瘧

敗蒲草名也破血治霍亂惡瘡跌撲瘀血

藜蘆辛寒至苦治蠱毒喉痺殺蟲入口即吐風癇症用之服後吐不止者飲蔥湯即止與酒同用殺人

蕳茹辛寒破血排膿蝕惡肉殺瘀蟲

常山辛苦寒性猛烈能引吐行水祛痰飲截瘧與甘草同用或生用多用則吐若酒浸炒透但用錢許未見其吐也

馬鞭草苦微寒破血消脹殺蟲治癥瘕

疳毒

使君子 甘溫殺蟲治小兒疳積多食傷脾食後飲熱茶作瀉

天名精 辛甘寒破血吐痰瀉熱解毒○根名杜牛膝功用相同洗痔良

劉寄奴 苦溫破血下脹除癥止金瘡血多服令人吐利

續隨子 辛溫行水破血解毒利腸長於利水而攻擊猛鷙虛者分服研去油用

鳳仙子 微苦溫軟堅透骨通竅治產難骨哽消積塊最能損齒與玉簪根同○花甘溫而滑活血消積治蛇傷○根葉苦甘辛散血軟堅治杖撲腫痛雞魚骨哽及誤吞銅錢

蓖麻子 辛甘熱能開通諸竅經絡出有形滯物利水氣拔毒外用屢效內服宜慎食蓖麻一生不得食炒豆犯之脹死

大楓

子辛熱治瘡疥殺蟲劫毒

杉木辛溫洗毒瘡漆瘡除心腹脹滿脚氣腫痛

柞木苦平下行利竅催生用舊鑿柄上捲轉者尤佳

肥皂辛溫瀉熱毒除風濕去垢膩療瘍毒

乾漆辛溫毒烈功專行血殺蟲破年深積滯瘀血炒至烟盡用得蟹則成水

八角金盤苦辛溫毒其氣猛烈療麻痺打撲瘀血

萊菔子辛溫破氣生用能吐風痰散風寒炒熟治喘嗽下痢消食止痛其治痰有衝墻倒壁之功

銀硃辛溫燥烈破積滯劫痰涎熏療瘡疥殺蟲虱

水銀辛寒陰毒性滑重直入肉功專殺蟲解五金毒墮胎絕孕同棗肉人唾研則碎

石灰辛溫毒烈燥濕散血生肌

滅瘢疵殺瘡蟲風化者良○古礦灰火毒已出治頑瘡歛瘡口**砒石**辛苦酸大熱大毒燥胸膈之痰可作吐葯殺蟲出信州錫之苗也煉者名砒霜尤烈**礜石**辛大熱而毒攻寒積性氣與砒石相近**硇砂**鹹苦辛熱消食破瘀熱毒之性能爛五金化人心為血**消石**辛苦微鹹大熱毒烈破積散堅**鹼**辛苦濇溫消食磨積去垢除痰點痣疣發麫**䗪蟲**鹹寒有毒搜剔血積接折傷治木舌通乳**螻蛄**鹹寒性急有毒行水腰以前甚濇能止二便腰以後甚利能通二便**水蛭**鹹苦平有毒破血治惡血積聚及丹毒可染鬚**斑猫**辛寒毒專走下竅逐敗物治石淋瘰癧潰肉墮胎下

猘犬毒外用蝕死肌敷瘡疥**蜂房**甘平有毒殺蟲治癰疽驚癇牙痛**鼠婦**酸溫微寒治氣癃月閉血瘕寒熱利水道墮胎**蠐螬**鹹微寒有毒治血瘀痺氣脇下堅滿破折金瘡下乳療目疾以背反行者真**蜣螂**酸寒有毒主癲癇腹脹寒熱奔豚療瘡墮胎**蛇蛻**甘鹹而毒性竄善去風能殺蟲辟惡皂筴水洗炙用**牙齒**鹹熱有毒為痘瘡劫劑

(散)**開金鎖**苦平祛風濕**穀精草**辛溫輕浮明目兼治頭風喉痺**木賊草**甘苦平治目疾有升散火鬱風濕之功去節能發汗多服損肝**青箱子**

苦微寒除風熱治目疾瞳子散大者勿服

決明子 甘苦鹹平祛風熱治目疾作枕能去頭風

蔓荊子 苦辛平升散搜風通利九竅治頭面風虛之症

蟬退 甘寒輕清散風熱發痘疹退目翳治皮膚瘡瘍及小兒夜啼○蚱蟬去熱治小兒驚癇夜啼又能下胞胎

(寒)

角蒿 辛苦有小毒治惡瘡有蟲及口齒瘡

蚤休 苦微寒專理癰疽除蟲蛇毒薰治驚癇

大薊 甘苦涼破血退熱治吐衄腸癰○小薊功用相同而力微

紫花地丁 辛苦寒瀉熱解毒治瘡疽

白蘞 苦辛甘寒除熱瀉火毒散結氣治瘡

疽歛瘡方中多之○赤薟功用同

元寶草辛寒補陰治吐血衄血

金星草苦冷瀉熱消腫毒治癰疽并鮮丹石毒

雀梅葉酸寒瀉熱解毒能治乳癰便毒

木鱉子苦微甘治瀉痢瘡毒生肌除鼾專入外科○番木鱉治喉痺消痞塊

萬年青甘苦寒治咽喉急閉搗汁入醋用○子可催生

雪裏青苦大寒搗汁治咽喉急閉

淡竹葉甘淡寒利小便除煩熱有走無守莖葉似竹非竹葉也

冬葵子甘寒淡滑潤燥利二便通營衛消水腫滑胎○根葉同功○蜀葵花寒潤滑利治淋帶氣血燥

雞冠花甘涼治痔漏下血痢疾崩帶○子治腸風功用畧同

菌治瘡痔及血病

山慈姑 甘寒微辛清熱散結解毒

景天 苦酸寒純陰之品獨入離宮專清熱毒療火丹遊風

海苔 鹹寒軟堅消癭瘤結氣

海藻 苦鹹寒軟堅瀉熱消癭瘤結核及痰水濕熱

海帶 下水消癭功同海藻

昆布 功同海藻性雄而滑治癭瘤噎膈頑痰積聚

側柏葉 苦寒燥濇最清血分濕熱治一切血症風濕諸痺歷節風痛○柏皮治火灼爛瘡長毛髮

山茶花 甘寒微辛涼血治吐衄用紅者

胡桐淚 苦鹹大寒入骨瀉熱軟堅殺蟲治咽喉口齒諸病

櫻櫚 苦濇泄熱收脫燒黑能止遠年下血

梓白皮 苦寒除熱去三蟲治目疾

甘

李根皮大寒治心煩消渴氣逆奔豚**木槿**苦涼瀉熱活血潤燥治蟲癬作飲服令人得睡**紫參**苦辛微寒除腸胃大熱利竅通二便益精去心腹積聚腸中聚血癖癰腫治痢熱諸病有斷下之功**樗根皮**苦寒燥濕勝熱澀腸入血分而澀血兼去肺胃陳痰治濕熱諸病有斷下之功**椿皮**功用與樗皮相仿而力稍遜入丸散不入湯劑**烏桕皮**苦涼性沉而降利水通腸瀉熱毒**西瓜**甘寒解暑清熱利便多食傷脾助濕**菱**甘寒清暑安中多食損陽氣令人腹脹服煖薑酒即解**茶**苦甘微寒肅清上膈下氣消食去痰熱除煩渴清頭目醒昏睡能清神解酒食油膩燒炙之毒止痰厥頭痛與

姜同煎治痢並能消暑

孩兒茶 以茶末埋土後熬成者苦濇微寒清上膈熱化痰生津止血收溼塗瘡腫

勃臍 甘寒而滑消食攻積除胸中實熱能毀銅

水芹 甘平去伏熱風熱利腸治崩帶黃病

旱芹 甘寒除煩熱散結下瘀血止霍亂

莧菜 甘冷除熱通九竅利腸滑胎治痢忌與蘩同食○子祛肝風客熱明目

馬齒莧 酸寒散血祛風殺蟲利腸滑産治瘡亦忌蘩○子明目

菜瓜 甘寒利腸胃去煩熱

黃瓜 甘寒清熱利水道

王瓜 即土瓜根苦寒瀉熱利水行血滑腸治天行熱疾主治畧似瓜蔞惟實熱壅滯者宜用之

魚鯹草 辛微寒瀉熱觧毒治瘡斷

痃疾

蔓菁子 苦辛平瀉熱利水明目解毒敷瘡疽○根解酒毒塗熱毒○葉消食下氣

蕨 甘寒滑去暴熱利水亦可澄粉食

海粉 甘鹹寒潤化堅頑熱諸痰消癭瘤積塊治煩熱養陰氣

醬 鹹冷利解葯食湯火諸毒宜用豆醬

凝水石 辛鹹大寒能治時氣熱盛

鵲 甘寒消結熱去風通淋用雄者

馬肉 辛苦冷有毒不宜食○白馬溺辛寒殺蟲消癥

兔屎 辛平殺蟲明目解毒治癆疳瘡痔○肉涼血解熱毒利腸

五穀蟲 寒治熱病毒痢瘵疳

蝸牛 鹹寒清火解熱治喉痺痔漏小兒驚癇解蜈蚣毒○蜒蚰治瘡毒塗熱毒痔漏解蜈蚣毒光良

白頸蚯蚓 鹹寒而性

下行瀉熱利水治大熱療腎風脚氣〇蚯蚓泥甘寒瀉熱解毒治久痢腫毒

蚌粉 鹹寒鮮熱燥濕化痰消積明目止痢止嘔〇肉鹹冷功用相倣兼治崩帶痔瘻

蜆粉 與蚌粉同功〇肉亦與蚌肉同

蜊殼 鹹大寒洗鶴膝風塗濕爛瘡

田螺 甘大寒利濕清熱能引熱下行通二便治毒痢目赤痔瘡

螺螄 甘寒瀉熱利二便明目下水〇殼瀉濕熱治痰飲積胃脘痛及瘡痔湯火傷取泥中及墻上年久者

海螄 鹹寒瀉熱治瘰癧結核寬胸

蟹 鹹寒散血除熱通經續筋骨傷血動風〇蟹爪墮胎

人中白 鹹涼降火散瘀治勞熱瘡疳

(熱)**草烏頭**辛苦大熱摉風勝濕開頑痰治頑瘡以毒攻毒頗勝川烏然毒無所制不可輕投**姜**辛大熱溫中快膈下氣汁炒或豆腐煮**胡椒**消痰觧毒治胃寒吐水齒痛最能僭上**畢澄茄**即胡椒之大者乃一類二種也主治畧同**虎骨**辛溫屬金而制木追風健骨定痛辟邪治頭風驚癇用頭骨手足風用脛骨○肉酸平益氣力止唾辟精魅○肚治反胃○睛治小兒夜啼○爪辟邪鬼

附餘

人参丹參沙参苦参元参紫参細辛芍葯皆與藜蘆相反大戟芫花甘遂海藻皆與

甘草相反半夏瓜蔞貝母白蘞白芨皆與烏頭相反石決明反雲母硫黃反芒硝烏頭反犀角水銀反砒霜巴豆反牽牛丁香反鬱金芒硝反三稜肉桂反石脂藜蘆反酒黃顙魚反荆芥葱韭與蜜俱相反醋與蛤肉相反牛乳與酸物生魚相反人參畏五靈脂狼毒畏密陀僧猬皮與桔梗麥冬相惡之類大抵相反則彼我交仇不宜合用非比相畏相惡尚可制伏也

按人參畏五靈脂惡皂莢反藜蘆而東垣

交泰丸用人參皂莢是惡而不惡也古方療月閉四物湯加人參五靈脂是畏而不畏也又治痰在胸膈人參藜蘆同用而取其涌越是激其怒性也又甘草反大戟芫花甘遂海藻而胡洽治痰澼十棗湯以芫花大戟甘遂煎棗湯入藥末加甘草東垣治結核甘草與海藻同用丹溪治勞瘵甘草與芫花同用又黃芪畏防風而玉屏風散防風與黃芪同用牛黃惡龍骨而龍骨得牛黃反良非洞奧達權不能知也

凡藥根升而梢降

五味主用苦泄甘緩酸收鹹軟淡滲泄辛散辛甘發散爲陽酸苦涌泄爲陰

苦藥平升微寒平亦升甘辛藥平降甘寒瀉火苦寒瀉濕熱苦甘寒瀉血熱

味之薄者陰中之陽酸苦鹹平是也味之厚者陰中之陰酸苦鹹寒是也氣之厚者陽中之陽辛甘温熱是也氣之薄者陽中之陰辛甘淡平涼寒是也

大毒治病十去其六常毒治病十去其七

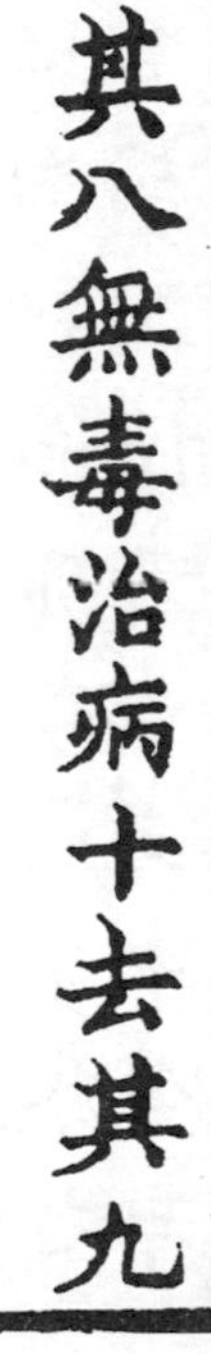

小毒治病十去其八無毒治病十去其九毋太過也

同名附考

草類

粉沙參即土參出江浙　救窮草即黃精似玉竹者俗呼玉竹黃精又一種似白芨俗呼白芨黃精又呼山生姜　萎蕤即玉竹　野白朮俗呼天生朮

定風草即天麻莖名赤箭　甜桔梗即薺苨一名空沙參乃一類二種也

仙靈脾一名滛羊藿　胡王使者即羌活　山漆亦作三七畧似人參俗呼參三七

野丈人即白頭翁亦名胡王使者　桔芩黃芩之中空者

亦名片芩條芩黃芩之中實者亦名子芩鶴虱即天名精子蘭草亦名大澤蘭俗呼省頭草蘭澤草香草盂蘭草澤蘭一類二種也芎藭川產者佳故稱川芎蓬莪蒁即莪朮一名蓬朮亦作蓬莪茂金盞銀臺即王不留行莎草根即香附青木香即廣木香縮砂蔤即砂仁草果亦名草豆蔻肉豆蔻一名肉果蓽茇茇一作撥假蘇即荊芥補骨脂一名破故紙薄苛一作薄荷龍腦薄荷一名雞蘇亦名水蘇紅豆蔻即良姜子㖦㖦草一名白米飯草亦名糯米飯草紅藍花

即紅花

扁竹 一名萹蓄

瞿麥 俗呼其花為洛陽花

黃花果 即佛耳草一名鼠麴草

鱧腸 即旱蓮草一名金陵草

女苑 即紫菀之白者

草決明 一名青葙子野雞冠子也

茺蔚 即益母草

棉花 即木棉

烏頭 即附子之母附生者為附子細長者為天雄連生者為側子尖名烏附尖

烏喙 即草烏頭

虎掌 即南星為末入牛胆名胆星

黑丑 即牽牛子之黑者

大力子 即牛旁子一名鼠黏子又名惡實

白鶴仙 即玉簪

地松 即天名精一名活鹿草又名蝦蟇藍

杜牛膝 即天名精根

烏翣 一名射干又名烏扇

貫

衆一作管仲千金子即續隨子重樓金線一名蚤休生軍即大黄之生用者如製熟名製軍大黄極寒硫黄極熱故並號將軍凌霄花即紫葳花蜀黍即常山莖葉急性子即鳳仙子其花亦名金鳳花野天門冬即百部過山龍即茜草忍冬藤即銀花藤葉金銀花亦呼銀花土青木香即馬兜鈴根栝樓俗作瓜蔞花粉即瓜蔞根交藤即何首烏赤者外科稱為癰帚木通古稱通草通草古稱通脫木番萊菔子即胡蘆巴骨碎補即猴薑俗稱申薑旋花即旋葍亦

名鼓子花其花不作瓣狀如軍中所吹鼓子故名千葉者似牡丹俗呼纏枝牡丹金
沸草一名旋覆花木斛即石斛之味苦者芣苡即車前子慎火
草一名景天俗呼火皶草血見愁一名地錦俗稱血蝎又名醬瓣草蜀
葵子即冬葵子仙遺粮即土茯苓俗呼冷飯團卷耳即蒼耳子一名
葈耳又名羊負來千年藍一名萬年青過冬青一名雪裏青青
木香藤一名天仙藤鬧羊花子一名土連翹金燈籠即山
慈姑又名毛姑營實即薔薇子月季花一名月月紅鳳尾草一名

金星草又名七星草

相思草即烟

木類

瀝青即松香一名松脂　木犀花即桂花　夜合即合歡皮　文武實即桑葚　冬青女貞子與冬青古分二種實一物也　薰陸香即乳香　龍腦香即冰片　麒麟竭即血竭　白膠香一名楓香脂　雞舌香即丁香之雌者亦名母丁香雄者名公丁香　安息香安息國名也　紫金藤即降香　蘇合香即蘇合油　槐角即槐實　訶黎勒

即訶子　剛子即巴豆　杉材即杉木　鐅子木即柞木　無食子一名沒石子　木筆花即辛夷一名迎春花　皂筴即皂角　蘖方木即蘖木　天精草即地骨皮之葉　穀實即楮實　白櫻即蕤仁　猫兒刺即老鼠刺一名八角茶又名狗骨　南天燭一名南燭即楊桐也　金鈴子即川楝子　赤檉柳一名西河柳　黃松節即茯神心中木　香椿根皮即椿皮　臭椿皮即樗根皮　臭橘葉一作枸橘

菓類

益智即龍眼肉俗名桂圓

棠毬子即山查

橘皮即廣皮橘之青者名青皮廣皮去白名橘紅陳者名陳皮

香欒即香團柚之屬也小者為蜜箭大者為朱欒最大者為香欒

香櫞即佛手柑古作枸櫞

銀杏即白菓

雞頭子一名芡實

木蜜即枳椇子俗名雞距子亦名木餳

藕實即蓮子

林檎即花紅

鹿葱即萱草亦作諼草又名宜男草忘憂草

瓜丁即甜瓜蒂一名苦丁香甜瓜即俗呼熟瓜者是

烏芋即葧臍亦名地栗

芰實即菱亦名菱角

大腹檳榔即大腹皮子

蜀椒即川椒去殼名椒紅

秦椒俗稱花椒

畢澄茄即胡椒之大者乃一類二種也　茶古名茗苦茶即臘茶

菜類

薯蕷即山藥結藤上者名零餘子　山藷即甘藷　黑姜即炮姜　蔔子即蘿白　葫即大蒜　蒫實即薺菜子亦名菥蓂子　同蒿即蓬蒿菜　莙薘菜即菾菜　菘菜即白菜　蕓薹即油菜　紫英即紫菜　黃瓜菜即黃花菜　石髮一名龍鬚菜　萵苣即萵苣笋　生菜亦名白苣　雞脚菜即石花菜　菰筍即茭白一名茭筍亦名菰菜根名菰根實名彫

胡米

天羅即絲瓜一名蠻瓜　**白瓜**即冬瓜　**胡瓜**即黃瓜　**王瓜**即土瓜根非黃瓜也　**諸葛菜**一名蔓菁子即蕪菁　**越瓜**即菜瓜亦名梢瓜

蘿蔔子一作萊菔子　**匏瓜**即葫蘆一作壺盧　**落蘇**即茄子　**蒔蘿**即小茴香　**舶茴香**即八角茴香　**蘹香**即大茴香　**地蕈**一名土菌

蕺一名魚腥草

穀類

薏苡仁即米仁　**火麻**即麻仁一名黃麻　**巨勝子**胡麻之八稜者

是也

壁虱胡麻一名亞麻

小粉小麥澄出粉也

膠飴即飴糖

雀麥即野麥

稻即黍米

占米即秈米

米瀋即米泔

黍稷之不黏者為黍

粟即小米梁之小者是也

梁粟之大者為梁

自然穀一名蒒草子亦名禹餘糧

守氣一名蔄草米

黃米一名秫即粟梁之黏者

茭米一名菰米

蜀黍即高梁一名蘆穄俗名蜀秫又名蘆粟

玉高梁一名玉蜀黍

黑豆小者名馬料豆

龍爪粟一名穇子又名鴨爪粟

飯豆一名白豆

赤小豆緊小黰赤者入葯稍大而鮮紅者不治病米紅米黑者是相思子亦

名紅豆

豆蘖 即大豆黃卷

貍豆 一作黎豆

苦酒 即米醋古名醯

御米殼 即罌粟殼其花名麗春花

阿芙蓉 即鴉片一名阿罌粟花之精液也

金石類

銅青 即銅綠

鐵落 即鐵屑煆時砧上打落者是也又如塵飛起者名鉄精塩醋浸出者名鉄華器物生衣者名鐵繡作針家細末名針砂

水粉 即鉛粉亦名宮粉又名胡粉錫粉定粉瓦粉白粉

鉛丹 即黃丹係黑鉛鍊成

吸鐵石 一名磁石

海石 亦名浮石

信石 即砒石生者名砒黃煉者名砒霜錫苗也

焰硝

一名消石亦名火硝寒水石一名凝水石鹽精結成按古方所用寒水石即凝水石唐末諸方所用寒水石即石羔也花乳石即花蕋石箭鏃砂即硃砂亦名辰砂雄黃生山之陽者名雄黃生山之陰者名雌黃劣者名薰黃芒硝朴硝刮滷煎煉在底者名為朴硝即皮硝在上者為芒硝亦名盆硝有牙者名馬牙硝風化者名風化硝地龍骨即古礦灰石炭即煤炭石胆即胆礬產銅坑中銅之精液也白礬用火升者為礬精再以醋化者為礬華青礬一名綠礬亦名皂礬煅赤者名絳礬戎鹽一名青鹽鵝管即鍾乳

水類

黴雨水 即梅雨水

藥雨水 即液雨水

上池水 一名半天河

井水 平旦新汲者名井華水

甘泉 一名醴泉

溫湯 即溫泉廬山是硫磺泉新安黃山是硃砂泉長安驪山是礐石泉又出砒石處亦有溫泉

土漿 即地漿掘黃土地作坎深三尺以新汲水沃入攪濁少頃取清者用

勞水 一名甘爛水又名揚汎水用流水二斗置大盆中以杓高揭之千萬遍有沸珠相逐乃取用

太和湯 即百沸湯一名麻沸湯

陰陽水 即生熱湯用新汲水百沸湯對合和勻

土類

百草霜即灶突上煙煤　釜煤一名釜臍墨亦名釜底墨　烏龍尾一名梁上塵即倒掛塵

禽類

燕蔬即燕窩　雞內金即雞肶皮一名膍胵　雞矢醴即雞屎白惟雄雞屎乃有白　鶩即鴨　鳧即野鴨　鵓鴿即鴿　鴿屎一名左盤龍　雀老而斑者為麻雀小而黃口者為黃雀　雀矢一名白丁香　土燕一名禽石

燕似蝙蝠而口方食石乳汁

野鷄 即雉鷄

鸊鷉 一名油鴨又名刁鴨

淘

鵝油 一名鵜鶘油

天鼠矢 一名夜明砂蝙蝠矢也砂皆蚊眼

獸類

當門子 即麝香

牛黃 即犀牛之黃稱犀黃活牛吐黃時收得者為生黃殺後角中得者名角黃心中得者名心黃肝胆中得者名肝胆黃成塊成粒均不及生者如非犀牛功力遠遜

斑龍 鹿之別名

黃明膠 即牛皮膠

狗 道家以狗為地厭雁為天厭魚烏為水厭皆不宜食

膃肭臍 即海狗腎

貒 即猪獾

天狗

即狗獾

刺猬皮 猬古作彙俗名刺血

明月砂 即兎屎

蟲類

蟬蛻 蛻俗作退

蚑蟲 即蚉蟲名蜚蟲

地蟞蟲 即䗪蟲

馬蟥 一名水蛭

癩蝦蟇 一名蟾蜍眉間白汁名蟾酥

桑蟲 即桑蟲古名桑蠹又名桑蝎

斑蝥 一作斑猫食芫花者為蚖青春生食葛花者為葛上亭長夏生食豆花者為斑蝥秋生至冬入地則為地膽乃一物而四時變化者

即蛆 即蜈蚣

黑堄蟲 一名九香蟲

鼃 即田鷄

白蠟 蟲食冬青樹汁化為白脂溶煮而成者唐

宋以前所用皆蜜白蠟自元以來始用蟲白蠟

蠍 全用謂之全蝎尾名蝎稍

文蛤 一名五倍子蟲食鹽膚木汁遺種於桑間者故功與鹽膚子葉相同造釀作餅名百葯煎

蝸牛 蜒蚰之負殼而行者無殼名蜒蚰

六一泥 一名蚯蚓泥即蚯蚓屎也

推丸 一名蜣蜋大者名胡蜣蜋

糞蛆 一名五穀蟲

地雞 一名鼠婦亦名濕生蟲常着鼠背故又名鼠負

蟢子窠 一名壁錢

魚類

鱮魚 即鰱魚

鯇魚 即草魚

魴魚 即鯿魚

鱧魚 一名烏魚即七

星魚俗呼烏鱧魚**江魚**一名石首魚又名黃花魚**海螵蛸**一名烏賊骨亦作烏鰂骨其魚亦名墨魚**鰌魚**即泥鰍**刺參**一名海參**箬魚**即比目魚**薊花魚**本名鱖魚**鱠殘魚**或謂即銀魚

鱗介類

鯪鯉一名穿山甲**蛤蚧**雄為蛤雌為蚧**魁蛤**一名瓦楞子又名瓦屋子俗呼蚶子**車蛤**一名西施舌**麥螺**即吐鐵亦名梅螺**琑⿰王吉**即蜊殼一名海鏡一名海月又名蠣鏡俗呼明瓦**蝸蠃**即螺螄**文蛤**蛤蜊之屬五倍

子亦名文蛤取其形似爾　**白花蛇**即蘄蛇

人類

血餘即髮　**人胞**一名紫河車一名混肫皮又混肫衣　**坎炁**即臍帶一名命蒂　**紅鉛**即月水亦名月經月信又名天癸　**糞清**一名金汁　**還元水**即童便飲自巳溺名迴輪酒　**秋冰**秋石之再升者　**溺白垽**即人中白

國家圖書館出版品預行編目資料

分經本草 / 姚瀾撰. -- 初版.
-- 臺中市：文興出版，2004〔民93〕
面；　　公分. --
（中醫臨床經典；1）
ISBN 957-28932-8-9（平裝）
1. 本草
414.1　　　　　93011127

中醫臨床經典①

分經本草

LG001

出版者：文興出版事業有限公司
地　址：臺中市漢口路2段231號
電　話：(04)23160278
傳　真：(04)23124123
發行人：洪心容
總編輯：黃世勳
作　者：姚　瀾
執行監製：賀曉帆
版面構成：林士民
封面設計：林士民
印　刷：鹿新印刷有限公司
地　址：彰化縣鹿港鎮民族路304號
電　話：(04)7772406
傳　真：(04)7785942
初　版：西元2004年6月
定　價：新臺幣180元整
ISBN：957-28932-8-9

郵政劃撥
户名：文興出版事業有限公司
帳號：22539747

(本公司出版品郵購價皆以85折優惠讀者，但單次郵購金額未滿新臺幣1000元者，酌收掛號郵寄費40元，若有任何疑問歡迎電話洽詢)